LA SANTÉ

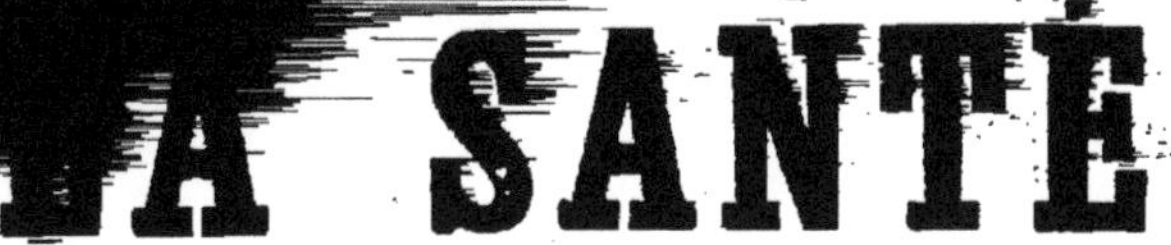

LA SANTÉ

HYGIÈNE ET RÉGIME A SUIVRE POUR SE BIEN PORTER

COMMENT ON PEUT RÉTABLIR SA SANTÉ

Docteur J. C. GUÉRIN

DEUXIÈME ÉDITION

PARIS
ADRIEN DELAHAYE, LIBRAIRE-ÉDITEUR
PLACE DE L'ÉCOLE DE MÉDECINE

1872

PRIX : **2** FRANCS

LA SANTÉ

HYGIÈNE ET RÉGIME A SUIVRE POUR SE BIEN PORTER

COMMENT ON PEUT RÉTABLIR SA SANTÉ

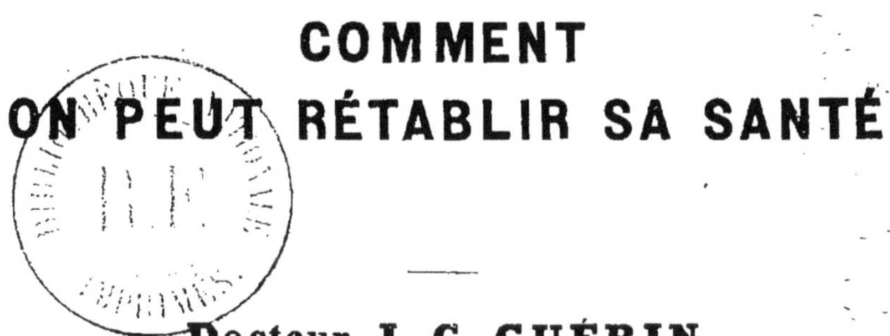

Docteur J. C. GUÉRIN

DEUXIÈME ÉDITION

PARIS
ADRIEN DELAHAYE, LIBRAIRE-ÉDITEUR
PLACE DE L'ÉCOLE DE MÉDECINE

1872

RÉFLEXIONS PRÉLIMINAIRES

Les gens bien portants jouent bien souvent avec leur santé et croient que leurs fautes sans cesse renouvelées contre les lois de l'Hygiène seront sans effet sur eux. Mais la Nature est inflexible : tôt ou tard ils recueilleront ce qu'ils ont semé, et ils entassent pour l'avenir des chagrins et des regrets.

Mais lorsque la santé est délabrée, il y a encore moyen de la rétablir, ou tout au moins de l'améliorer, assez pour pouvoir jouir encore de toutes choses avec modération. Pour cela, il faut s'étudier soi-même, connaître la constitution et le tempérament qui nous a été donné, afin de savoir au juste ce qu'il convient de faire. C'est pour guider le lecteur dans cette *science de lui-même* que j'ai tracé les signes distinctifs des divers tempéraments et indiqué le régime, l'hygiène et le traitement qui conviennent à chacun d'eux.

Bien des personnes ne veulent pas s'astreindre aux lois de l'Hygiène, pour deux raisons.

1° Elles disent que bien des gens vivent longtemps tout en vivant à leur guise, et que d'autres ne vivent pas longtemps malgré les soins qu'ils prennent. — Mais cela est d'abord une exception : en outre, tel qui n'a pu parvenir qu'à cinquante ans en vivant sagement n'eût probablement pas dépassé trente ans en vivant follement; tel autre qui n'a vécu que cinquante ans en aurait vécu quatre-vingts ou quatre-vingt-dix, et cela sans infirmités sérieuses, s'il s'était un peu observé.

2° Elles croient qu'il est ennuyeux et fatigant de suivre les lois de l'Hygiène et d'observer un Régime convenable. — Elles se trompent, car elles ignorent que, pour vivre selon les lois de l'Hygiène, il n'est pas nécessaire et même qu'il ne faut pas s'astreindre aux précautions méticuleuses que s'imposent certaines gens, véritables malades imaginaires. L'Hygiène laisse à chacun la plus grande latitude pour suivre ses goûts et agir selon ses moyens; elle se borne à nous dire : que la modération est nécessaire en toutes choses ; qu'un régime convenable et proportionné à notre tempérament et à notre genre de vie, une vie réglée, des habitudes simples et modérées, sont autant de chances de se bien porter ; qu'indépendamment de ces lois générales, chacun de nous doit étudier, connaître et pratiquer ce qui convient le mieux à son âge, à son tempérament, à son genre de vie ; que, dans toutes les positions sociales et tous les genres de vie, il y a une direction et une règle à suivre ; enfin que, puisqu'il suffit, pour vivre longtemps, de mener une vie sobre, active et régulière, le moyen est encore aussi utile que le but, et que, si nous n'y parvenons pas, nous jouirons au moins des avantages incontestables que procurent la sobriété, la sagesse et l'activité.

Un des plus grands obstacles, et même le plus grand, à l'observation des règles de l'Hygiène, c'est le manque de *volonté* et le défaut de *continuité*. Tout le monde veut se bien porter ; chacun de nous fait très-grand cas de la santé et il n'est point de sacrifices qu'il ne soit prêt à faire pour la rétablir. Et cependant, quand un Médecin expérimenté prescrit un régime, une hygiène, un traitement faciles à suivre, on les suit pendant quelque temps : on rétablit sa santé, et, abusant de cette vitalité nouvelle, on retombe bientôt dans l'état maladif dont on était sorti, et cela parce que l'on n'a pas continué à observer le régime et l'hygiène qui avaient rétabli la santé.

Doct[r] **J. C. GUÉRIN**,

Rue de Valois, 17, Palais-Royal,

PARIS.

HYGIÈNE

L'Hygiène est l'art de conserver sa santé et de la rétablir quand elle est affaiblie; elle nous apprend à user et à jouir de tout avec modération, de manière à ménager notre santé et à la conserver le plus longtemps possible exempte d'infirmités.

Une petite santé, conduite par l'Hygiène, peut nous bien mener et très-loin.

Toutes les règles de l'Hygiène, tous les préceptes à suivre pour se bien porter, peuvent se résumer en la mise en pratique des six maximes suivantes :

1° Conserver l'intégrité de ses facultés vitales, intellectuelles et morales, en évitant tout ce qui peut leur porter atteinte, et surtout les excès de tout genre qui activent le foyer de la vie, qui font éprouver des impressions trop vives et trop violentes, qui font vivre trop vite ;

2° Prendre le plus possible d'exercice, afin de

rendre le corps vigoureux et capable de résister à la fatigue et aux diverses causes d'indispositions ou de maladies;

3° Faire en sorte d'avoir un logement bien aéré, visité par le soleil; faire le plus souvent possible des promenades à la campagne, pour y faire provision de bon air;

4° Faire usage d'aliments simplement préparés et appropriés à l'état des organes digestifs;

5° Être sobre, entretenir constamment une juste proportion entre la quantité d'aliments que l'on consomme et l'exercice que l'on prend;

6° Être sage, modérer ses passions, conserver en son âme la paix, le calme et le contentement, état qui contribue puissamment à la santé du corps.

La nature de cet ouvrage ne me permet pas de traiter les nombreuses questions que comporte ce vaste sujet; je me contenterai seulement de traiter en quelques mots celles qui sont les plus importantes.

1. **L'air.** — L'air, qui nous environne de tous côtés et qui forme autour de la terre une couche de cinq à six lieues d'épaisseur, est un mélange d'oxygène, d'azote et de gaz carbonique. Le mélange de ces trois gaz se renouvelle et se reconstitue incessamment, par mille échanges qui s'effectuent entre la respiration des végétaux et la respiration des animaux.

Chacun sait que l'air que nous respirons est décomposé dans nos poumons : nous prenons l'oxygène de l'air et nous produisons, à la place de ce gaz vivifiant, un gaz délétère et impropre à la respiration, la gaz acide carbonique. — Il en est de même de tous les animaux, qui tous respirent comme nous; les poissons eux-mêmes respirent l'air dissous dans l'eau.

Or, la nature a pourvu, avec une infinie sagesse, à l'incessante purification de l'air, incessamment vicié par la respiration des animaux.

Les arbres, les plantes, tous les végétaux respirent ce gaz carbonique (combinaison de carbone, ou charbon parfaitement pur, et d'oxygène); ils s'emparent du carbone que ce gaz renferme pour former leur bois, leur tige, leurs rameaux, leurs feuilles, leurs fleurs, et ils exhalent l'oxygène que l'homme et les animaux respirent à leur tour.

Ainsi donc, tout ce que l'air donne aux plantes, les plantes le cèdent aux animaux, et les animaux le rendent à l'air.

Ce qui se passe dans l'air se passe également dans la terre. La terre donne naissance aux plantes, aux graines, aux fruits, à l'herbe des champs; les animaux herbivores mangent ces plantes, ces graines, cette herbe, qui se changent ainsi en ces animaux; les animaux carnivores et l'homme mangent ces herbivores; les animaux et l'homme produisent tous les jours du fumier qui féconde la terre; quand ils meurent, leurs restes se décomposent en matières fertilisantes, en humus, qui donne à son tour naissance à l'herbe des champs.

La matière tourne donc incessamment dans un cercle éternel, dans lequel la vie s'agite et se manifeste sous mille formes diverses, mais où la matière ne fait que changer de place d'après les lois éternelles de l'infinie Sagesse.

2. La campagne. — L'air frais et pur de la campagne, et surtout des montagnes boisées, est éminemment favorable à la santé ; car respirer l'air pur, c'est respirer la santé : c'est l'élixir vital par excellence. De l'air! de l'air! telle est l'aspiration et le cri de tous les êtres, de l'arbre et de la fleur, de l'insecte et de l'oiseau, de l'homme, et surtout de l'habitant des villes.

Si donc les circonstances et surtout les conditions sociales le permettent, je ne saurais trop conseiller le séjour à la campagne aux personnes faibles et d'une vive sensibilité, dont l'exaltation immodérée, les travaux, les ennuis, les maladies, ont usé et dévoré la vie. Elles y trouveront la paix du cœur, le calme de l'esprit, la santé. La pureté de l'air, l'aspect de la verdure, ce charme mystérieux de la campagne auquel on ne peut se soustraire, prédisposent déjà au bien-être. Le repos de la nature se communique à l'esprit, et peu à peu se calment l'excitabilité et l'impressionnabilité maladives du système nerveux : les nerfs se détendent, pour ainsi dire; le cerveau s'épanouit, le sang se reproduit, le cœur se desserre; l'organisme tout entier participe bientôt à cet état de bien-être; les organes gagnent de la force, du mouvement, de la plénitude d'action; le corps devient plus fort et on le sent plus léger; on se sent imprégné de chaleur et de lumière; la santé a passé dans le sang avec l'air pur où l'on est plongé et dont on se sature; les préoccupations s'envolent, les passions ardentes font trêve, on se sent plus calme.

Je pourrais essayer de montrer quelle heureuse influence la campagne exerce sur notre santé et même sur notre humeur; mais je préfère laisser la parole à J.-J. Rousseau, qui en dira mieux que moi l'action bienfaisante.

« Ce fut là que je démêlai sensiblement, dans la pureté de l'air où je me trouvais, la véritable cause du changement de mon humeur, et du retour de cette paix intérieure que j'avais perdue depuis si longtemps.

« En effet, c'est une impression générale qu'éprouvent tous les hommes, quoiqu'ils ne l'observent pas tous, que sur les hautes montagnes, où l'air est vif et subtil, on se sent plus de facilité dans la respiration, plus de légèreté dans le corps, plus de sérénité dans l'esprit; les plaisirs y sont moins ardents, les pasions plus modérées. Les méditations y prennent je ne sais quel caractère grand et sublime, proportionné aux objets qui nous frappent, je ne sais quelle volupté tranquille qui n'a rien d'âcre et de sensuel.

« Il semble qu'en s'élevant au-dessus du séjour des hommes on y laisse tous les sentiments bas et terrestres, et qu'à mesure qu'on approche des régions éthérées l'âme contracte quelque chose de leur inaltérable pureté. On y est grave sans mélancolie, paisible sans indulgence, content d'être et de penser : tous les désirs trop vifs s'émoussent; ils perdent cette pointe aiguë qui les rend douloureux; ils ne laissent au fond du cœur qu'une émotion légère et douce; et c'est ainsi qu'un heureux climat fait servir à la félicité de l'homme les passions qui font ailleurs son tourment.

« Je doute qu'aucune agitation violente, aucune maladie de vapeur pût tenir contre un pareil séjour prolongé, et je suis surpris que des bains de l'air salutaire et bienfaisant des montagnes ne soient pas un des grands remèdes de la médecine et de la morale. »

3. **Excursions.** — L'exercice que l'on peut prendre en se promenant dans son jardin, dans les rues ou les promenades d'une ville, n'est pas toujours suffisant. Marcher devant soi sans but, sans plaisir et uniquement par raison et par mesure hygiénique, c'est fort utile sans doute et même suffisant pour entretenir le jeu régulier de notre organisme; mais s'il faut calmer une excitabilité nerveuse, occasionnée par des chagrins, des soucis, par le tracas des affaires; si l'on veut rétablir la vitalité de l'organisme, ces

petites promenades sont insuffisantes, et c'est alors qu'il faut faire quelque voyage et surtout des excursions à pied dans quelque pays pittoresque.

Ces excursions exercent une très-heureuse influence sur la santé : l'action continuelle, forcée, obligatoire, du système musculaire et la distraction perpétuelle de la pensée, tendent à rétablir le précieux équilibre des forces musculaires et sensitives. Il y a dans le changement de lieu et d'objets extérieurs une irrésistible puissance qui appelle l'œil, détourne la pensée, calme les soucis et l'ennui, et cela sans secousse et sans effort. Comme le corps, l'esprit a besoin de changer de place quand il est malade et fatigué.

On ne peut donc qu'applaudir à ce mouvement général, à cette tendance qui, depuis quelques années, s'est emparée de toutes les classes de la société, et qui pousse les habitants des villes à abandonner un instant leurs occupations pour aller passer la belle saison aux bains de mer ou aux stations d'eaux minérales.

Je termine en donnant un conseil : en partant, armez-vous d'assez de philosophie pour supporter gaiement les petits tracas de la route, les installations médiocres, les prix exorbitants des hôtels, les ennuis des malles (prenez-en une très-petite), et ne faites pas d'un voyage d'agrément et de santé une source de contrariétés et d'agacements, car mieux vaudrait alors rester chez soi.

4. Exercice. — Je ne saurais trop recommander de prendre de l'exercice, beaucoup d'exercice : il est si utile et même si indispensable que, seul, il peut contre-balancer les inconvénients inhérents à la vie que l'on mène à la ville; il ne faut pas s'en dispenser, même quand il fait mauvais temps. Cela peut gêner les personnes maladives, ou les gens amollis par des habitudes casanières et la vie sédentaire, mais non pas ceux qui, sans crainte de se crotter ou de se mouiller un peu, prennent tous les jours un exercice suffisant. L'organisme humain est composé de ressorts si délicats, que l'inaction en détruit la force et l'énergie.

Bien des gens se plaignent d'être tout aussitôt fatigués : raison de plus pour marcher davantage et plus souvent : fragmentez votre promenade, reposez-vous de temps à autre; marchez d'abord trente minutes tous les jours, sans y jamais manquer pendant une semaine; la semaine suivante, marchez quarante minutes; la semaine d'après cinquante, et vous finirez par marcher une heure de suite sans être plus fatigué que vous ne l'étiez au bout d'une demi-heure un mois avant.

On se donne pour prétexte de ne pas sortir qu'on n'en a pas le temps : il faut le savoir trouver. Est-ce donc perdre son temps que de l'employer à rétablir et à raffermir sa santé, à prévenir les malaises et les maladies qui résultent forcément de l'inaction? Mais, quand vous serez malade, il faudra bien que vous trouviez le temps de garder le lit, et il vous faudra bien plus de temps pour vous soigner que vous n'en auriez dépensé à prévenir le mal. — D'ailleurs, il y a un moyen bien simple : levez-vous une heure plus tôt.

On est généralement ingénieux à trouver des motifs, des prétextes pour ne pas marcher autant qu'on devrait le faire, pour ne pas sortir de chez soi, où l'on s'épuise sans mouvement, où l'on se fatigue dans l'inertie. L'exercice est un instrument d'énergie, de plaisir et de santé; il augmente la contractilité, ordinairement si faible chez les personnes dont la vie est sédentaire; la fibre musculaire se fortifie et acquiert cette tonicité qui est le signe de la vie. Le corps augmente de vigueur en raison de l'exercice qu'on lui fait prendre; le système musculaire se tonifie, se développe, en même temps que l'excitabilité maladive du système nerveux s'émousse et s'atténue: les gens qui se livrent à de rudes fatigues corporelles ne connaissent pas les affections nerveuses; rien ne calme les passions autant qu'un exercice violent. L'exercice est le modérateur des nerfs.

Quand je dis qu'il faut prendre de l'exercice, je ne dis pas qu'il faut en prendre à l'excès et se donner une courbature. Non, il faut que l'exercice soit modéré, proportionné aux forces; il faut surtout en prendre tous les jours, quelque temps qu'il fasse, et ne pas craindre ni de se crotter, ni de se mouiller, ni même de se fatiguer un peu; le repos sera plus agréable, le sommeil plus profond. Cependant n'imitez pas ces gens qui se prescrivent de faire tant de fois le tour d'un jardin; non : abandonnez-vous sans soucis et sans préoccupations à ce doux laisser-aller de rêverie que procure la promenade.

Dans l'état de santé, l'appétit s'éveille à des intervalles qui varient suivant la quantité et la nature des aliments qui composaient le dernier repas, suivant les dépenses auxquelles l'organisme s'est livré, et surtout suivant les habitudes individuelles.

L'absence d'un exercice journalier est une des causes les plus fréquentes du manque d'appétit et de mauvaises digestions; l'exercice est, tout à la fois, le meilleur apéritif et le meilleur digestif. C'est en effet par un exercice habituel, régulier, que se préparent une bonne digestion des aliments et une absorption plus complète de leurs sucs nutritifs. « On digère avec ses jambes, disait Chomel, presque autant qu'avec son estomac. »

Quel est l'homme, d'ailleurs, qui n'a pas remarqué sur lui-même les effets d'une promenade au grand air, à la campagne surtout? Ce jour-là, il a meilleur appétit et il digère mieux. Il n'est personne qui ne convienne de ce fait, mais il n'en est malheureusement que très-peu qui se déterminent à consacrer chaque jour à une petite promenade un temps suffisant.

L'exercice est donc extrêmement utile, et je ne saurais trop recommander d'en prendre tous les jours et le plus possible : c'est encore là le meilleur moyen de se bien porter.

5. **Exercices divers**. — J'attache une si grande importance aux exercices du corps, que je crois devoir consacrer quelques détails à ce sujet.

Gymnastique. Les exercices gymnastiques, convenablement dirigés et appropriés, produisent d'heureux effets chez les enfants. Ils leur donnent de l'agilité, de la souplesse, contribuent au développement régulier et parfait du corps et les rendent robustes et vigoureux ; la sensibilité et l'impressionnabilité, si grandes à cet âge, ne s'exalteront pas.

La gymnastique fait une excellente diversion aux travaux intellectuels, et remplit utilement les heures de récréation : les jeunes gens sont ensuite mieux disposés au travail, et moins enclins aux pensées mauvaises, aux vains désirs et à toutes ces sensations vagues qui viennent assaillir la jeunesse.

Aussi serait-il à désirer que l'usage de la gymnastique fût plus général, et que toutes les familles fussent bien pénétrées qu'il n'est rien de meilleur pour les jeunes gens que de soumettre ceux-ci, chaque jour, à des exercices gymnastiques qui développent leur corps et les fortifient.

Une gymnastique modérée augmente la force de résistance et développe les muscles des personnes bilieuses et maigres. La circulation abdominale est sollicitée par elle, et les engorgements des divers organes du ventre, si fréquents chez les personnes trop grosses, sont également évités.

Il n'y a pas de meilleur moyen pour combattre l'atonie générale, entretenir l'appétit, la facilité et la régularité des fonctions digestives, conserver la souplesse des muscles et des articulations, dilater la poitrine et tenir en bon état les fonctions si importantes de la peau.

L'*Équitation* est également un excellent exercice et que je recommande vivement aux personnes qui peuvent se donner ce plaisir aristocratique.

Cet exercice ne peut être qu'extrêmement utile, lorsqu'il est fait dans de bonnes conditions, comme lorsqu'on s'y livre au milieu des bois ou dans une belle campagne.

Pour quelques personnes, il est prudent de porter une large ceinture, afin de soutenir le ventre et de diminuer ainsi les secousses imprimées aux organes abdominaux.

La *Natation* est non-seulement utile sous tous les rapports, mais c'est encore un exercice agréable. Tout concourt à son efficacité : aux modifications profondes imprimées à l'économie par le jeu de presque tous les muscles, s'ajoutent les effets salutaires du bain froid.

Les bains de rivière ont des effets analogues à ceux des douches et des bains de mer.

A la suite de bains pris dans une rivière, pendant quinze jours ou un mois, on éprouve un sentiment de bien-être général. Chez les personnes frileuses, la peau se réchauffe, la sueur est moins facilement provoquée par la chaleur ou l'exercice; elles sont moins impressionnables aux variations de température. La force musculaire s'accroît, les membres semblent acquérir plus de souplesse. Les personnes délicates prennent goût à la promenade à pied, et font sans fatigue des courses dont elles se seraient crues incapables. L'appétit augmente, et, avec lui, le goût pour une nourriture substantielle ; la digestion est plus facile, le sommeil est plus régulier et plus profond.

L'effet tonique de la natation se fait rapidement sentir. Au sortir du bain, on est plus fort, plus souple, plus agile, si l'on ne s'est pas fatigué par la vitesse des mouvements, ou par ce que les nageurs appellent les tours de force ; et encore, la fatigue qui en résulte disparaît-elle promptement, pour ne laisser place qu'aux bons résultats que j'ai signalés plus haut.

A ces avantages vient s'en ajouter un autre : le bain froid combat d'une manière efficace l'influence débilitante de l'été, saison pendant laquelle on ne saurait trop fortifier l'économie. — A cette époque de l'année, la chaleur est assez grande ; le moindre mouvement provoque d'abondantes sueurs, qui ne se font qu'aux dépens du sang ; de plus, on est paresseux, on évite de prendre de l'exercice, lequel amène cette transpiration.

Le bain froid détruit ces deux causes d'affaiblissement, car son action s'oppose à l'exhalation aqueuse, et, d'un autre côté, elle permet de prendre de l'exercice sans qu'il en résulte de transpiration excessive.

La *Chasse* est un excellent exercice pour tout le monde, mais surtout pour les hommes qui ont dépassé la quarantaine, qui s'alourdissent dans les travaux de cabinet, se congestionnent par une vie renfermée, ou surexcitent leur système nerveux par le tracas des affaires. Ils commencent à prendre du corps, à s'empâter; la circulation s'embarrasse, la respiration est moins libre, la tête s'alourdit; tout cela parce qu'ils ont un régime trop substantiel et une vie sans activité musculaire pour dépenser et brûler l'acide urique qui résulte de leur régime. Ils ont un besoin impérieux d'exercice, d'exercice violent, qu'on ne peut guère prendre qu'à la chasse. C'est l'époque de la vie où il ne faut pas se laisser engourdir par la paresse et l'oisiveté, ni amollir par la sensualité et un trop grand confort, sous peine de compromettre sa santé; on ne doit pas craindre de fatiguer son corps, de le tremper de sueur; on se trouvera bien de ces prétendus excès de fatigue.

Je ne signale que les avantages hygiéniques de la chasse et ne parle pas des charmes d'une promenade matinale à la campagne et du plaisir qu'y trouve le vrai chasseur.

Le *Jardinage* est une occupation des plus utiles pour les personnes qui se sont retirées des affaires, car c'est un excellent moyen d'employer leur temps et d'occuper leur esprit. D'ailleurs, l'air pur, l'exercice modéré et continuel que l'on prend entretiennent la santé; les soins du jardin et le matériel obligé du jardinier occupent l'esprit sans le tracasser et fatiguent suffisamment le corps sans le courbaturer: l'appétit vif, la digestion facile, l'esprit gai, le cœur content, puis un sommeil franc et profond, que peut-on désirer de mieux, lorsque de plus on a des revenus suffisants pour jouir d'une honnête aisance?

Le *Billard,* lorsqu'il fait trop mauvais temps pour que l'on puisse sortir et faire sa promenade habituelle, est un exercice aussi utile qu'attrayant; il charme agréablement les loisirs et procure à l'esprit le repos dont il a besoin après une journée occupée aux affaires; le grand avantage du billard, c'est que l'attrait du jeu est suffisant pour faire promener les joueurs une heure ou deux de suite autour de ce tapis vert, sans qu'ils en éprouvent ni ennui ni fatigue.

6. **Habitation.** — Il est de première nécessité que le logement que l'on habite soit sain, bien aéré et visité au moins quelques heures par le soleil: c'est là, en effet, que vous passez les trois quarts de votre existence. Les pièces doivent être aussi grandes que possible, car rien n'est plus utile à la santé que de respirer un air pur.

Évitez surtout les causes qui peuvent altérer la pureté de l'air. Ainsi, les animaux altèrent la pureté de l'air par l'exhalation de l'acide carbonique et par le produit vaporeux de leur transpiration pulmonaire et cutanée. Leur présence est donc de trop dans l'intérieur de votre chambre, surtout pendant la nuit; ce sont au moins d'inutiles consommateurs de l'air qui suffit à peine à vos besoins, si même ils n'y versent pas encore des exhalaisons nuisibles.

Il en est de même des fleurs, dont l'odeur détermine souvent des maux de tête et des migraines.

A Paris et dans les grandes villes, les appartements tendent chaque jour à devenir de plus en plus en désaccord avec le besoin d'air et de soleil, si indispensables à l'espèce humaine : la spéculation, en subdivisant les terrains, en entassant étage sur étage, en augmentant dans des proportions qui n'ont plus de limites le prix des loyers, semble vouloir réduire la famille à la plus minime portion d'air respirable.

Nous-mêmes encore, par notre vanité, nous augmentons le mal: nous avons des salons spacieux et splendides; mais nos chambres à coucher sont pour la plupart étroites, reléguées sur les cours, hermétiquement calfeutrées; souvent même nous dissimulons le lit dans une alcôve, que l'on n'ouvre que le soir au moment de se coucher.

7. **Sommeil.** — La chambre à coucher doit être choisie aussi grande que possible : les alcôves doivent être proscrites, surtout celles qui sont fermées par des portes la journée : puisque nous passons dans notre chambre à coucher le tiers de notre existence, il est essentiel qu'elle soit suffisamment grande, claire et bien aérée. Tous les matins le ménage doit y être fait, toutes fenêtres et portes ouvertes, pour y bien changer l'air; comme le lit conserve toujours une humidité malsaine, provenant de l'évaporation insen-

sible de la sueur, il faut le bien aérer et retourner chaque fois les matelas.

Il faut se coucher de bonne heure et se lever matin. Veiller tard est chose essentiellement nuisible à la santé. Je ne ferai pas le tableau des funestes effets des veilles prolongées, car je dirais ce que tout le monde sait parfaitement; mais ce que l'on ignore, c'est qu'elles provoquent, à la longue, l'insomnie; c'est qu'à force d'avoir surexcité le cerveau et le système nerveux, elles rendent le sommeil lourd, rempli de rêvasseries, fatigant et ne laissant au réveil qu'un sentiment de brisement dans les membres; ce n'est plus ce sommeil calme, franc, réparateur d'autrefois. On a perdu les bienfaits de ce repos vivifiant, pendant lequel s'opère une détente du système nerveux, un repos absolu de toutes les fibres musculaires, un léger ralentissement de la circulation, si propre à calmer les agitations de la journée.

Or, pour rappeler le sommeil, il faut faire usage, non pas des narcotiques, mais être sage, tempérant, régulier dans ses heures de repos, se lever matin et faire beaucoup d'exercice la journée.

Il est très-favorable pour la santé de respirer l'air du matin, surtout si l'on peut aller faire une promenade dans la campagne: ceux qui s'en privent pour rester une heure de plus au lit renoncent volontairement au meilleur et au plus fortifiant de tous les remèdes. La fraîcheur de la nuit a rendu à l'air tout son principe vivifiant; il rafraîchit le sang et rend l'esprit plus gai, plus dispos. Or, ce bien-être et le calme moral que l'on éprouve, cette fraîcheur et cette force que l'on en ressent, tout cela est à la portée de tout le monde; tout le monde a été à même de le constater; et cependant, il en est bien peu qui se donnent ce plaisir et qui profitent de ces avantages.

8. **Propreté.** — *Bains.* — La santé dépend souvent de la façon dont la peau remplit ses fonctions. Cette vaste membrane d'enveloppe est percée d'une innombrable quantité de pores, qui donnent *incessamment* passage à l'évaporation de la sueur. Notre corps est, en effet, enveloppé d'une transpiration incessante, invisible parce qu'elle est à l'état de vapeur; elle devient quelquefois de la moiteur, et enfin des gouttes de sueur à mesure qu'elle devient de plus en plus abondante. Cette transpiration incessante, ignorée du public qui ne connaît que la sueur, est chargée d'éliminer de notre organisme les sécrétions acides; quand cette transpiration est arrêtée, ou bien quand elle se fait mal, les membranes des voies digestives et des voies respiratoires deviennent alors le siége de sécrétions catarrhales; les glandes s'engorgent, les humeurs s'altèrent.

Or la sueur, qui s'évapore incessamment à la surface de notre corps, y laisse un résidu, auquel s'ajoute la sécrétion huileuse des glandes sébacées qui entretient la douceur et la souplesse de la peau: ce sont ces résidus, auxquels s'ajoutent les poussières de l'air, qui salissent notre linge; mais, s'ils salissent notre linge, ils salissent aussi notre peau; ils bouchent les pores microscopiques dont elle est criblée et gênent ainsi la libre évaporation de la sueur.

Or, plus cette évaporation de la sueur est active, plus on est à l'abri des maladies des organes respiratoires et digestifs, des affections catarrhales et rhumatismales.

Il faut donc entretenir sur soi la propreté la plus scrupuleuse: les lotions, les lavages, les bains sont donc de première nécessité et doivent être fréquents.

Les bains ordinaires, ou de propreté, doivent être pris trois fois par mois, deux fois au moins; ils doivent être tièdes (30 à 32° centigr.) et ne faire éprouver aucune sensation de chaleur, ni de froid; ils doivent durer de 30 à 45 minutes au plus. On peut les rendre plus agréables, en y versant *un peu* d'eau de Cologne ou de vinaigre de toilette; ou bien plus adoucissants, en y ajoutant un petit sac de son.

Ces bains ordinaires sont extrêmement utiles: ils nettoient toute la surface du corps, en enlèvent la poussière, les débris d'épiderme et les traces de l'évaporation incessante de la sueur; en la débarrassant ainsi de ces corpuscules qui en bouchent les pores, ils font cesser ou préviennent les démangeaisons, l'irritation et même beaucoup de maladies de peau qui n'ont pas d'autre cause que la malpropreté; ils maintiennent la peau blanche, douce, souple et lui conservent sa sensibilité et toute sa vitalité; en favorisant et en régularisant ses fonctions, c'est-à-dire l'évaporation incessante de la sueur, ils rendent moins fréquentes les maladies des muqueuses de la respiration et de la digestion; enfin ils assouplissent les muscles, rendent les mouvements plus faciles; ils reposent le corps fatigué par un exercice violent, ou par un travail intellectuel prolongé, ou par une émotion morale vive.

9. **Refroidissement**. — Le froid est notre ennemi mortel, le froid humide surtout; il est la cause des trois quarts au moins de nos maladies; il produit surtout de redoutables effets lorsque l'on y est soumis sans transition. La contraction des capillaires extérieurs se fait rapidement; le sang qu'ils contenaient est brusquement refoulé vers le centre; la transpiration cutanée est subitement arrêtée.

Les membranes muqueuses et séreuses sont alors obligées de suppléer aux fonctions suspendues de la peau; mais l'afflux imprévu d'une masse sanguine dans leur tissu les fatigue et les irrite; elles se congestionnent et s'enflamment: de là, des maladies dont la durée et l'évolution est variable, selon la nature de la maladie déclarée et selon l'état de celui qui la contracte.

Ces diverses affections se produisent surtout dans les circonstances qui suivent :

1° Variations brusques de température atmosphérique, au printemps et à l'automne, dans nos climats;

2° Différences de température du jour et de la nuit;

ces différences sont très-grandes dans les pays chauds;

3° Exposition à l'air, lorsque le corps est en sueur. Le corps d'un homme a été comparé avec raison à un alcarazas : l'évaporation sera d'autant plus rapide que l'air sera plus sec; le froid produit sera, par conséquent, beaucoup plus considérable. De là, le danger des courants d'air. Il est donc prudent de ne jamais stationner dans un corridor, entre deux portes ouvertes, dans un appartement entre deux fenêtres, en un mot dans tous les endroits où deux ouvertures opposées livrent un rapide passage à l'air;

4° Repos à l'air après un violent exercice;

5° Abandon inopportun d'un gilet de flanelle;

6° Une pluie continue, quand on est en repos;

7° Ingestion trop abondante de boissons froides, lorsque le corps est en sueur et qu'on ne fait pas d'exercice après avoir bu : danger des glaces dans les soirées, alors que l'on ne danse pas.

Le meilleur moyen pour remédier au refroidissement est de rappeler dans l'épaisseur de la peau le sang qui a été refoulé par le froid dans les organes : il suffira donc de se mettre au lit, de bien se couvrir, et de boire une infusion de bourrache, afin de provoquer une sueur abondante.

Flanelle. — Dans le but de prévenir ces refroidissements, qui sont quelquefois très-dangereux, je recommande tout spécialement la flanelle : elle constitue autour de notre corps une enveloppe isolante qui le protége des variations brusques de température et le tient toujours dans une chaleur douce et uniforme; elle excite doucement la peau; elle absorbe la transpiration insensible qui se fait incessamment à la surface : trois qualités que ne possède aucun autre tissu. Mais il ne faut pas s'y habituer, dit-on: préférez-vous donc alors vous habituer à être toujours enrhumé?

Préservez-vous donc le mieux possible des variations atmosphériques; évitez surtout l'humidité, qui est une graine de rhumatisme, une source de refroidissements, une cause incessante de maladies; sinon, gare à la répercussion qui s'effectue souvent sur les entrailles.

Aussi est-il une précaution que je recommande aux personnes dont les entrailles sont susceptibles. Il ne suffit pas de porter le classique gilet de flanelle, les bas de laine, un vêtement bien chaud; il faut, en outre, porter une ceinture de flanelle : cette ceinture comprime doucement et soutient le ventre; elle tient parfaitement à l'abri du froid la région si susceptible des reins; enfin, par la légère excitation du contact de la laine sur la peau, elle y entretient une dérivation incessante et salutaire.

10. **Hydrothérapie.** - L'hydrothérapie constitue une médication dont on comprend aisément la puissance et la multiplicité de ses influences, si l'on considère qu'elle exerce son action sur les deux grands systèmes qui président à toutes les fonctions de l'é-

conomie, sur la circulation du sang et sur le système nerveux.

Les limites que je me suis imposées ne me permettent pas d'entrer dans de grands détails ; cependant je crois qu'il est nécessaire d'en donner une idée générale, afin d'en faire mieux apprécier l'utilité.

Le premier effet de la douche (l'eau marquant 12 à 15 degrés) est de déterminer un tressaillement général, un ébranlement nerveux ; la circulation capillaire de la peau ne se suspend pas, mais la peau pâlit légèrement et se refroidit.

Si la douche ne dure que trente, quarante ou soixante secondes, presque aussitôt le cours du sang reprend une nouvelle activité et devient même plus rapide qu'auparavant : la peau devient rouge et plus chaude. La résistance vitale se montre ici dans toute sa force et donne naissance à une réaction plus ou moins vive.

Mais si l'application de la douche se prolonge pendant une, deux, trois minutes, la circulation capillaire s'arrête ; la peau pâlit et se refroidit ; la réaction vitale ne se produit plus spontanément, mais réclame le secours des moyens artificiels : la force de résistance a été dépassée. — Donc, la douche, pour être tonique, pour être suivie d'une réaction franche et spontanée, ne doit pas durer plus de trente à cinquante secondes.

On doit mettre une coiffure quelconque sur sa tête, afin de la préserver de l'action de la douche et empêcher ses cheveux de se mouiller.

Pendant la douche, on doit se frictionner avec force la poitrine et les bras.

En sortant de dessous la douche, on doit être immédiatement enveloppé dans un grand drap de toile un peu rude, avec lequel on se sèche et on se frictionne énergiquement.

Comment agit l'hydrothérapie, et quels sont ses avantages?

L'eau froide, appliquée méthodiquement sur la peau, agit sur le réseau capillaire sanguin, sur le réseau nerveux et sur l'appareil glandulaire cutanés. Il en résulte : pour le système sanguin, une réaction plus ou moins intense; pour le système nerveux, un ébranlement plus ou moins profond; pour l'appareil glandulaire, une activité plus grande.

L'hydrothérapie est donc, en définitive, un procédé énergique de révulsion cutanée et un excellent agent fortifiant.

Avis. — L'hydrothérapie ne convient qu'aux personnes jeunes encore, car il faut que la réaction puisse se produire facilement.

11. **Bains de mer**. — Il existe une certaine analogie entre l'hydrothérapie et les bains de mer : la principale vertu de ceux-ci consiste en effet dans la réaction qui résulte de l'immersion du corps dans l'onde amère; mais ici nous trouvons de nouveaux éléments d'action. Le baigneur à la mer est soumis, d'une part, à l'influence de l'air marin qu'il respire

et, d'autre part, à l'action du bain de mer lui-même.

Étudions donc successivement chacun de ces agents, leur mode d'action sur l'économie et les applications thérapeutiques dont ils sont susceptibles.

Air. — L'air qu'on respire en pleine mer, et même sur les côtes, diffère sensiblement de l'air des continents. Il n'est pas chargé des effluves qui se dégagent sans cesse des détritus de matières animales et végétales, des eaux stagnantes, des innombrables foyers d'infection qui abondent dans nos villes; de plus, il est tous les jours renouvelé, purifié, rafraîchi par la brise de mer.

Mais, outre sa pureté plus grande, l'air marin est chargé de principes salins, que le vent enlève à la poussière aqueuse que produisent les vagues en se brisant sur la plage. Enfin, il offre une pression barométrique habituelle *maxima*, puisque les côtes de la mer se trouvent à une altitude *minima*.

On se trouvera donc, au bord de la mer, plongé dans une atmosphère riche de lumière, ventilée presque incessamment par les brises, pure de toute espèce d'émanation, toujours saturée d'une humidité saline. Il en résulte une excitation notable des fonctions digestives et respiratoires : l'appétit sera augmenté, la digestion s'opérera d'une façon plus régulière et plus rapide; la respiration sera plus active, plus ample, plus complète. Le système nerveux sera également plus ou moins surexcité.

Bain. — Lorsqu'on se plonge dans la mer, les premières impressions que l'on éprouve sont un frisson, une oppression ; il y a refroidissement, chair de poule, spasme, refoulement du sang dans les organes de l'intérieur.

Après quelques secondes, l'anxiété et l'oppression se dissipent, le thorax exécute largement ses mouvements, le pouls se relève, la réaction s'opère et des sensations relativement agréables succèdent à l'impression pénible du début.

L'agitation de la mer, le va et-vient continuel des flots, constituent une sorte de massage, de douche intermittente et variée de toutes les manières, que le corps, aux prises avec les vagues, essuie incessamment par leur chute et leur ascension alternatives. Le mouvement incessant des flots, le choc de la lame, nécessitent en outre chez les baigneurs, pour se maintenir en équilibre, un déploiement de forces, une sorte de lutte à poses infiniment variées qui constituent, surtout avec la natation, une véritable et utile gymnastique.

Si l'immersion se prolonge au delà d'une durée convenable, le frisson reparait avec anxiété et oppression et s'accroît jusqu'à l'issue du bain. Il importe de ne pas attendre le retour du second frisson et de sortir de l'eau avant qu'il ait eu le temps de se produire.

Au sortir du bain, l'organisme réagit de nouveau et, avec l'aide de l'exercice, ou, s'il est nécessaire, de frictions, de bains de pieds chauds, la circulation et l'innervation, les actes fonctionnels de toute espèce se raniment; une vive chaleur se répand dans toute l'économie, ressentie surtout à la peau et, sauf un peu de fatigue, un sentiment de force et de bien-être nous pénètre : la réaction s'opère.

Les effets produits en nous par le bain de mer peuvent donc être définis par le refroidissement, la stupeur du système nerveux, le refoulement du sang des parties superficielles vers les parties profondes; — puis, la réaction.

Les bains de mer constituent un agent thérapeutique essentiellement tonique, fortifiant, dont l'action est très-vive et en même temps très-intime, par suite de la perturbation momentanée qu'ils exercent sur l'organisme, et par suite des qualités médicamenteuses inhérentes au bain lui-même et à l'atmosphère marine. Ce sont donc des modificateurs efficaces pour tous les états de l'économie dont le signe principal est l'atonie, soit qu'elle résulte du défaut d'équilibre entre les systèmes nerveux et lymphatique, soit qu'elle dépende du défaut d'action d'un organe.

Les bains de mer conviennent donc dans tous les cas où il faut : — rendre à la peau son énergie et sa coloration, en y déterminant une vascularité qui ne lui était plus habituelle; — renforcer et régulariser l'action musculaire; — exciter l'absorption interstitielle, pour amener la fonte d'un faux embonpoint que produit la vie sédentaire; — activer la nutrition et la croissance des enfants lymphatiques, strumeux, rachitiques; — remédier aux différentes formes de l'affection scrofuleuse; — ramener au type normal les fonctions du système nerveux, ou la sensibilité d'un organe; — réconforter les convalescents affaiblis par une maladie de longue durée.

Avis. — Comme l'hydrothérapie, les bains de mer ne conviennent qu'aux personnes jeunes encore; chez celles qui sont âgées, la réaction ne se fait pas suffisamment bien.

12. **Une Saison aux eaux.** — On donne le nom d'eaux minérales à des sources d'une température plus ou moins élevée, d'une odeur et d'une saveur variables, tenant en dissolution certaines substances salines ou gazeuses, dont l'expérience a fait connaître les effets salutaires dans telles ou telles maladies.

L'efficacité d'une saison aux eaux dépend de ce que leur action sur notre organisme est à la fois générale, — dépurative, — hygiénique, — et cela, quelle que soit leur nature et leur composition chimique.

Les eaux minérales agissent : en boisson, sur la muqueuse de l'estomac et du tube digestif; en bains et en douches, sur la peau. Elles stimulent ces deux membranes, activent leurs fonctions et modifient leur vitalité.

Les eaux, prises en boissons ou absorbées par la peau dans le bain, sont entraînées avec le sang dans le torrent de la circulation et pénètrent avec lui tous les organes, tous les tissus de l'économie : elles leur communiquent un nouveau mouvement, une nouvelle vie, d'où résulte une stimulation plus ou moins marquée de tout l'organisme.

Lorsque l'on suit régulièrement le traitement thermal, on se baigne tous les jours, on boit beaucoup d'eau.

Mise en contact avec la peau par les bains, avec l'estomac et les tissus de l'économie par les boissons, l'eau minérale les humecte, les imbibe, les pénètre comme une éponge, les traverse comme un filtre.

Elle agit comme émollient, comme antiphlogistique, comme dissolvant et résolutif. C'est une sorte de tisane, de boisson mucilagineuse, un topique, un véritable cataplasme intérieur qui humecte, détend, calme et adoucit.

Absorbée par les membranes de l'estomac, du tube digestif, ou par la peau, l'eau minérale passe dans le sang, se mêle avec lui, le fluidifie, le rend plus liquide, plus aqueux. En circulant avec le sang, elle pénètre dans l'épaisseur des tissus, des organes; elle les lave, les nettoie, les déterge; elle dissout et entraîne dans le sang les substances morbides, anormales, qui s'y trouvaient déposées.

Reprises ensuite par les organes sécréteurs, elles sont rejetées hors de notre corps : soit avec les urines, rendues plus abondantes; soit avec les sécrétions de la muqueuse intestinale, surtout si l'on a soin de faciliter leur expulsion en rendant les garde-robes plus fréquentes et plus abondantes par l'usage de mes Dragées.

En un mot, l'eau minérale, transportée par le sang et disséminée dans l'épaisseur de tous nos tissus, de tous nos organes, les soumet à une espèce de *lavage* qui déterge les tissus et les organes engorgés.

Mêlée à toutes les humeurs, à toutes les sécrétions, à la bile, à l'urine, elle les délaye, les rend plus aqueuses; elle dissout et fond les concrétions, les petits graviers, et en prépare ainsi l'expulsion.

Outre ce lavage et ce délayement, l'eau minérale, par le fait même de sa composition chimique, neutralise chimiquement les âcretés qui se développent dans l'économie en quantité surabondante. Or il est parfaitement démontré et il est admis par tous les Médecins éclairés que cet excès d'acidité, cette diathèse acide est le plus souvent l'origine et la cause de la plupart des maladies chroniques.

Si l'on associe à l'Eau minérale l'usage régulier de mes Dragées purgatives pendant toute la durée de la cure, on est certain de rendre les Eaux plus actives et plus bienfaisantes : ces Dragées purgatives facilitent en effet l'action dépurative de l'Eau minérale, et expulsent hors de notre corps les humeurs que l'Eau a déjà rendues plus fluides. —Voir à la fin de cet ouvrage pour plus de détails.

A l'action dépurative de l'eau minérale, lavant, délayant et entraînant en dehors de l'économie les produits hétérogènes et viciés; à l'action chimique, qui modifie la composition du sang, des humeurs, et les rend plus alcalins ; à l'action générale, stimulante, mais cependant toute spéciale, il faut encore ajouter l'influence heureuse des circonstances hygiéniques auxquelles le Malade est soumis.

En effet, le Malade est soustrait aux influences de nature très-diverse qui sont souvent la cause principale de son état maladif ou, tout au moins, qui l'ont entretenu et même aggravé.

Le Malade se trouve placé dans les conditions hygiéniques les plus favorables à l'action salutaire des eaux : le repos intellectuel et moral; l'oubli momentané des affaires, des soucis, des chagrins; la suspension des travaux, des études, des occupations journalières.—S'il aime le repos et la tranquillité, il trouve là une vie calme et paisible, le spectacle d'une belle Nature, de charmantes promenades.—S'il aime le monde, il y rencontre une nombreuse société; tous les jours, un concert; puis, le soir, une représentation théâtrale ou un bal; des parties de plaisir, des cavalcades, des excursions en commun dans les environs.

Toutes ces circonstances, plus importantes qu'on ne le croit généralement, secondent puissamment l'action bienfaisante des eaux.

Aussi, après un certain temps de l'usage des eaux minérales, on aperçoit dans l'organisme, dans l'état extérieur du corps, dans la fermeté et la tonicité des tissus, des signes qui révèlent d'une manière évidente que l'eau minérale a imprimé une modification profonde à l'assimilation. La constitution intime du sang et des humeurs a été modifiée; le corps entier a subi une sorte de dépuration générale : il en résulte pour la santé une notable amélioration.

13. **Hygiène des saisons.** — Chaque saison demande certaines précautions, afin d'éviter les diverses affections qui sont propres à chacune d'elles.

1° L'*Hiver* est mauvais pour les faibles et les valétudinaires, bon pour les forts, fatal aux personnes âgées, favorable aux personnes jeunes : moins de maladies, mais plus de mortalité que dans les autres époques de l'année. C'est la saison des maladies inflammatoires : rhumes et affections de poitrine, catarrhes et rhumatismes. De là, certaines précautions hygiéniques que doivent prendre les personnes délicates, ou âgées, ou maladives.

Garantissez-vous le mieux que vous pourrez des atteintes du froid et surtout du froid humide, mais sans exagérer les précautions; ne vous constituez pas malade, si vous n'êtes que délicat. Ne vous enfermez pas avec trop de soin; ne vous privez ni d'air, ni d'exercice. Portez de la flanelle, mais ne chauffez pas votre appartement outre mesure et, malgré le froid, ouvrez-en toutes les fenêtres chaque matin pour en renouveler l'air. Couchez surtout dans une chambre modérément chauffée : on ne saurait croire combien de nuits agitées sont dues à un air non renouvelé.

Aux jeunes femmes je dirai : ne gardez pas tant la chambre, sortez par tous les temps, n'abusez pas de la chaise longue qui vous enlève le peu de forces qui vous restent et vous rend impressionnables comme une sensitive; si vous avez un petit rhume, soignez-le, mais n'enrayez pas votre existence pour si peu et ne vous rendez pas malade en gardant la chambre pour un rien. — A leurs maris : n'interdisez pas à vos femmes les distractions et les plaisirs du monde, et surtout donnez-leur la satisfaction et le contentement de l'esprit et du cœur : le bonheur du ménage est la meilleure condition de santé.

L'hiver étant la saison des dîners en ville, je recommande de se tenir en garde contre les excès de ce genre.

2° Le *Printemps* est plus perfide que l'hiver, car c'est la saison des brusques variations de température; il faut donc redoubler de précautions pour s'en garantir. Le printemps rend aiguës les maladies chroniques : c'est le mauvais temps des rhumatisants, des phthisiques, des constitutions maladives : les rhumes sont fréquents et tenaces, les fluxions de poitrine nombreuses. Ne quittez pas les vêtements d'hiver, ne faites qu'entr'ouvrir vos pardessus ; faites un usage modéré des bains ; ne quittez pas vos chaussettes de laine, car il faut surtout vous entretenir les pieds chauds pour prévenir les maux de gorge. Modifiez un peu votre régime et mêlez-y les légumes frais de la saison.

3° L'*Été* est la bonne saison pour les personnes âgées, pour les personnes faibles, pour les convalescents et les poitrines délicates : l'air doux et chaud les ranime. En été, les seules maladies dominantes sont l'état bilieux et la langueur des fonctions digestives.

C'est le moment d'aller à la campagne : combien de maladies qui traînaient en longueur au sein des villes et auxquelles on met fin en allant à la campagne, respirer à pleins poumons l'air pur des champs, et les émanations vivifiantes de la végétation! Combien de personnes âgées, ou maladives, ou délicates, se retrempent à la campagne et reprennent des forces pour fournir une nouvelle carrière, pour supporter les fatigues de la vie mondaine, des affaires ou de la vie sédentaire!

C'est la saison des bains de mer et des bains de rivière : ils rafraîchissent le corps, donnent du ton à la peau, de la souplesse aux membres et sont un des plus puissants moyens de rétablir les forces. — Les rhumatisants et les personnes qui ont dépassé la quarantaine ne devront prendre de bains de rivière que pendant les journées très-chaudes et les prendre très-courts. Je leur conseille plutôt les bains de mer de la Méditerranée; le corps se refroidit à peine au sein de cette eau plus chaude, la réaction se fait mieux et le soleil chaud rappelle aisément la chaleur à la peau.

L'été est l'époque des dérangements d'entrailles, occasionnés soit par un arrêt de la transpiration, soit plus souvent par l'abus des fruits et des boissons froides: donc, buvez frais, mais non à la glace; faites des fruits un usage modéré; évitez de vous refroidir.

4° L'*Automne* est une bonne saison pour les gens bien portants : c'est l'époque des vacances, de la vie à la campagne, des voyages, de la chasse; il faut donc en profiter et faire sa provision pour l'hiver.

A la campagne, vous pouvez manger le double, si

vous faites le double d'exercice ; nourrissez-vous bien et marchez beaucoup. D'ailleurs l'homme n'est-il pas fait pour courir les champs et les bois, plutôt que pour griffonner du papier, assis sur une chaise toute la journée? Mais puisque notre position nous y condamne, tâchons de compenser cet inconvénient de la civilisation par la vie en plein air de l'automne.

14. **Hygiène des gens sédentaires.** — Dans les villes, une classe assez nombreuse de la population est astreinte à des occupations sédentaires : or, rester assis la plus grande partie de la journée occasionne presque toujours des troubles de la digestion, de la constipation, des hémorrhoïdes, de la pesanteur de tête et même quelquefois des étourdissements. Ces inconvénients, qui sont le résultat de la vie sédentaire, on doit les combattre par les moyens suivants :

Avoir son logement très-loin de son bureau, de son magasin, de l'endroit où l'on travaille ; et même, s'il se peut, habiter hors de la ville, à la campagne ;

Faire toujours à pied, même quand il fait mauvais temps, le voyage d'aller et retour : cette longue course est aussi nécessaire que le sommeil, aussi indispensable que les repas ;

Dans le courant de la journée, tâcher de trouver quelques instants pour faire une petite promenade au grand air ;

Tâcher de ne pas rester toujours assis : car la position assise prolongée est essentiellement échauffante ;

faire en sorte de travailler debout de temps en temps, ne fût-ce que pendant quelques minutes;

Se lever de bonne heure, afin d'avoir grandement le temps d'aller là où l'on doit passer la journée;

Faire un repas substantiel avant de partir, afin de n'avoir besoin que d'une légère collation le tantôt, pour attendre l'heure du retour et le repas du soir;

Les dimanches et jours de fête, faire de grandes promenades, se fatiguer même un peu, et faire provision d'air pur et d'exercice pour toute la semaine;

Aérer le plus possible le local dans lequel on travaille et s'abstenir en hiver de le chauffer à l'excès, ce qui porte le sang à la tête;

Éviter la Constipation : voir ce que je dis plus loin sur ce sujet important;

Enfin, suivre avec soin les règles générales de l'Hygiène et observer un régime en rapport avec son tempérament, mais surtout rafraîchissant.

15. **Hygiène des Femmes.** — Outre les lois générales de l'Hygiène et un régime convenable, la Femme doit observer certaines lois hygiéniques et prendre quelques précautions particulières. Je vais les énumérer rapidement :

1° *La Jeune Fille.*—A douze ou treize ans, la jeune enfant se ressent déjà du changement qui va s'opérer en elle; tout son être est profondément ébranlé, surtout si elle est faible et délicate : son teint est pâle et décoloré, ses yeux sont cernés et languissants;

elle éprouve du dégoût; sans raison, elle préfère la nourriture la plus indigeste. Il faut, dans ce cas, aider la nature et combattre cette faiblesse par un régime fortifiant et éviter les crudités, la salade, les fruits, etc., etc. Robuste et d'un tempérament sanguin, elle s'en ressentira moins : elle aura des étourdissements, des bouffées de chaleur à la figure; mais ce travail s'accomplira chez elle sans autres dérangements.

L'approche de la puberté rend ordinairement le caractère de la jeune fille indocile, bizarre : il ne faut attribuer ce changement qu'au malaise qu'elle éprouve; dans ce cas, au lieu d'agir avec aigreur, il convient de la ramener doucement. Le premier écoulement, qui n'est pas sans danger quand elle néglige les plus simples précautions, s'établit le plus communément de quatorze à seize ans dans nos pays. La mère doit veiller constamment à ce que cette première menstruation ait lieu sans trouble et dans la plus grande tranquillité d'esprit possible ; le plus petit écart dans ses habitudes, le froid, l'humidité, les pieds ou les mains trempés dans l'eau froide, peuvent arrêter immédiatement l'écoulement sanguin. Cette suppression a lieu pour un temps plus ou moins long, quelquefois plusieurs mois, et laisse la jeune fille dans un état de langueur et de tristesse insurmontables, jusqu'à ce que les règles se rétablissent et prennent leur cours régulier.

La suppression, dont les pâles couleurs sont souvent la suite, devient la cause, chez la jeune fille et même chez la femme, de maladies ongues et insupportables. On confond ordinairement la suppression avec la chlorose, maladie caractérisée également par la décoloration, la pâleur de la peau ; ces deux affections, désignées par le nom significatif des pâles couleurs, marchent souvent ensemble et se guérissent sûrement par l'usage de mes Dragées, dont on trouvera le mode d'emploi à la fin de cet ouvrage.

Encore une fois, prenez les plus grandes précautions dans le moment critique ; sachez que le plus petit écart de régime est souvent payé cher. Gardez-vous de l'eau froide; évitez l'humidité, les impressions de toutes sortes, la frayeur comme la trop grande joie, en un mot, toutes les sensations vives. Que les mères ou maîtresses de pension suppléent à l'inexpérience des jeunes filles, qu'elles les préviennent et les avertissent du danger ; qu'elles les questionnent sur la nature et la cause de ces malaises.

Beaucoup de jeunes filles, en se mariant, ignorent complétement ce que c'est que la tenue d'une maison ; tous les mille détails leur en sont étrangers, de façon que le lendemain des noces elles sont dans l'impossibilité de faire ou de faire faire la moindre chose. C'est surtout dans la classe bourgeoise que cela se voit fréquemment : on fait apprendre la musique, mais le ménage, fi donc ! est-ce qu'une femme comme il faut doit s'en occuper? Étrange égarement des parents : ils n'ont pas reconnu, et leur fille doit en faire plus tard la pénible expérience, que la première condition de bonheur dans le ménage, quand on a des enfants surtout, c'est la femme préparée à tous les détails d'une maison.

Comme utilité et comme exercice, le travail, l'ordre et l'économie sont indispensables à la jeune fille, quelle que soit sa position de fortune. Les soins du ménage lui offrent une occupation variée, peu fatigante, appropriée à ses forces, et nécessaire pour accélérer la circulation du sang qui, sans cela, amènerait à cet âge des complications dangereuses.

L'oisiveté, pour la jeune fille, peut avoir de déplorables conséquences: laissée libre et inoccupée, elle s'adonne aux rêves des idéalités, à la coquetterie, à la lecture des romans, dont le moindre inconvénient est de lui présenter sous un faux jour la vie de famille; et lorsque plus tard elle se trouvera en présence de la réalité, c'est-à-dire avec une maison à diriger, des enfants à soigner, elle se découragera. De là les chagrins, les contrariétés, la mauvaise humeur qui viennent de temps en temps assombrir l'intérieur du ménage.

C'est à la mère de diriger les premiers travaux de sa fille selon sa force et ses besoins; d'éloigner d'elle les mauvais livres et tout ce qui tend à éveiller les passions: car rien ne contribue mieux à la conduite de la jeune fille, et plus tard de la femme, que le calme de l'esprit et la pureté du cœur.

Pour la femme, le mariage est l'acte le plus sacré comme le plus important de la vie. Depuis l'âge de dix-sept ou dix-huit ans, toutes ses pensées, que cache avec soin sa pudeur, toutes ses aspirations sont tournées vers ce but, et cela par un effet de son organisation qui s'épanouit, de son caractère affectueux, de son irrésistible besoin d'aimer. Mais, plus elle y verra de bonheur, plus cruelle sera sa désillusion si elle ne trouve pas en son mari un homme bon et aimable, un véritable ami, qui mette en elle seule toutes ses pensées et ses affections.

On ne connaît pas assez le danger des unions mal assorties et disproportionnées. Les parents, en imposant de pareils liens, ne font pas assez attention aux maux, aux chagrins, aux déceptions de toute espèce auxquels ils exposent leurs enfants.

2° *La Mère.* — Une fois le sacrifice accompli, la jeune femme embrasse sa nouvelle position avec un courage, une abnégation incroyables. Il faut la voir, elle à la constitution si faible, aux membres si délicats, se livrer avec ardeur à toutes les nécessités de sa nouvelle position. A peine mariée, elle n'aspire qu'au moment où elle deviendra mère, et cependant elle n'ignore pas qu'elle peut payer de sa vie cet instant si désiré.

Aussitôt qu'elle a conçu, l'économie tout entière se ressent de cette nouvelle situation. Elle éprouve d'abord un saisissement, un sentiment de froid qui parcourt tout le corps; plus tard, la grossesse s'annonce par des signes particuliers, par des troubles plus ou moins prononcés dans les habitudes, par des malaises, par des désirs singuliers, des goûts extraordinaires; la figure est pâle, souvent tachée et empreinte de tristesse; les yeux sont ternes et cernés. La plupart de ces symptômes, souvent très-marqués chez les femmes qui vivent dans le luxe et l'oisiveté des villes, sont quelquefois insensibles à la campagne et chez celles qui s'occupent de leur ménage.

Il y en a beaucoup dont la grossesse n'est qu'une suite de souffrances depuis le commencement jusqu'à la fin : nausées ou vomissements continuels, salivation, perte de l'appétit, douleurs incessantes, etc. D'autres fois, au contraire, mais ce sont les cas les plus rares, la grossesse exerce une action préservatrice, qui s'explique par l'excitation qu'elle produit sur l'appareil de la génération, tout en diminuant sur les autres parties les causes de maladie. Ainsi, on a vu des femmes, malades jusque-là, se bien porter pendant cette époque. Dans tous les cas, le tempérament influe d'une manière sensible sur la prédisposition à telle ou telle maladie.

Les vomissements ne sont pas toujours faciles à arrêter; il faut diminuer la nourriture, prendre des aliments peu assaisonnés et de facile digestion, de l'eau de Seltz aux repas, qu'on peut remplacer, ce qui est moins coûteux, en mettant une cuillerée à café de bicarbonate de soude par litre d'eau. Au Médecin seul appartient de juger de l'opportunité de la saignée, qui est quelquefois nécessaire pendant le cours de la grossesse.

La constipation, indisposition fréquente chez la femme enceinte, peut déterminer l'avortement, par suite des efforts soutenus qu'elle est obligée de faire pour aller à la garde-robe. On devra la combattre par quelques lavements donnés tous les deux jours, par mes Dragées purgatives, par le lait froid tous les matins, par une Hygiène et un Régime convenables, toutes choses que je décris en détail à la fin de cet ouvrage.

L'exercice modéré, la promenade pour celles qui ont une occupation sédentaire, sont nécessaires, afin d'arrêter les effets de la surabondance du sang, quand la saignée n'est pas reconnue indispensable.

Pendant la grossesse, la femme doit, plus qu'à toute autre époque, mettre dans sa conduite une régularité et une prudence extrêmes : toutes les secousses, soit morales, soit physiques, les contrariétés, ainsi que la colère, réagissent sur l'enfant et lui font beaucoup de mal ; tout ce qui peut occasionner une maladie, depuis le simple rhume jusqu'aux inflammations plus graves, doit être évité avec soin.

Aucun changement dans la nourriture n'est nécessaire quand rien n'entrave la marche régulière des fonctions digestives ; mais dès qu'il survient des indispositions, des défaillances, des pesanteurs d'estomac, des maux de tête, la femme enceinte doit manger plus modérément et choisir de préférence les aliments légers et nourrissants. Qu'elle s'abstienne de boissons excitantes et surtout d'eau-de-vie, car de tout ce qu'elle mange, de tout ce qu'elle boit, l'enfant prend une part.

Les caprices qui font souhaiter avec ardeur aux femmes enceintes les choses les plus bizarres, et qu'on appelle envies de femme grosse, sont dus à une exaltation de la sensibilité. Toutes les fois qu'il n'y a rien à craindre par la satisfaction de ces envies, il faut y condescendre, pour ôter tout prétexte aux contrariétés. Si, au contraire, vous prévoyez qu'il y ait danger pour la mère ou l'enfant, refusez avec énergie.

Enfin arrive l'accouchement, une des fonctions les plus importantes de l'organisme. Dans ce moment suprême, la femme va subir la plus terrible épreuve de toute sa vie, la plus justement redoutée. Pour cette terrible épreuve, la présence d'un Médecin ou d'une bonne Sage-Femme est indispensable.

Laissez reposer tranquillement la nouvelle accouchée; ayez soin de mettre sous elle des linges légèrement chauffés; renouvelez-les souvent: sans cette précaution, ils répandraient une mauvaise odeur; changez-la de lit, mais sans secousses et en la portant, car la faiblesse générale, succédant aux efforts faits pendant le travail, amène des crises de défaillance qui peuvent compromettre sa vie.

Toutes les forces se trouvant épuisées, il faut agir avec précaution et surtout avec prudence pour les relever; le vin chaud est encore une de ces habitudes qu'il importe de combattre; il suffit qu'il puisse faire du mal dans quelques cas, pour qu'on en défende absolument l'usage: en effet, il augmente la fièvre de lait; donnez-lui plutôt une infusion de tilleul ou de feuilles d'oranger. Jusqu'à la cessation complète de cette fièvre, et pendant huit ou neuf jours, on ne donnera que quelques légers bouillons, avec un peu de pain et de l'eau rougie pour boisson. La mère qui nourrit doit penser à son enfant; elle doit savoir que les indispositions rendent le lait mauvais et nuisible; toute mauvaise nouvelle, toute contrariété l'altère également; aussi doit-on agir prudemment à cet égard.

La secousse causée par l'enfantement produisant un dérangement plus ou moins profond sur toutes les fonctions, la Sage-Femme sera toujours consultée; elle seule pourra juger de l'état de la malade et, par suite, proportionner sa nourriture à ses besoins. La mère qui nourrit a besoin de plus de nourriture; chez elle la fièvre de lait est moins à craindre. Que la nouvelle accouchée prenne encore l'avis de la Sage-Femme pour quitter le lit.

Les avantages de l'allaitement maternel sont incontestables, et pour la mère et pour l'enfant. C'est pour la mère non-seulement un devoir, mais encore une cause de santé: celles qui nourrissent bravent avec moins de danger les indispositions qui suivent l'accouchement, car la sécrétion du lait prévient la plupart des maladies causées par l'accouchement. Rien ne doit l'en dispenser, que les maladies ou la nature de ses occupations. Si elle ne nourrit pas, la convalescence sera plus longue, parce que, dans la première huitaine surtout, il faudra observer une diète sévère. A celles qui ne veulent pas allaiter, dans la crainte d'ennuis ou de peur de perdre leur fraîcheur, on peut dire : la bonne mère doit aimer son enfant, non-seulement parce qu'elle l'a mis au monde, mais surtout pour les soins de tous les instants qu'il réclame, pour ses cris, pour ses pleurs, pour ses souffrances qu'elle a à apaiser : ces caresses et ces soins assidus, qui assurent pour l'avenir le reconnaissant amour de l'enfant, sont le devoir le plus sacré de la mère. — La femme qui nourrit ne doit rien changer à sa manière de vivre.

Age critique. — La première annonce du déclin surprend quelquefois la femme au milieu d'une santé si florissante encore, que des doutes peuvent s'élever sur la cause de la suppression qu'elle éprouve, et que la plus grande circonspection doit présider alors aux soins qu'exige son état.

En général, les signes de la suppression naturelle du flux menstruel sont la diminution graduelle de cette hémorrhagie, son irrégularité, les variations soit pour les époques, soit pour la quantité du sang qui s'écoule. Il se passe souvent deux, trois, six mois, quelquefois même plus, sans qu'il en paraisse; puis l'hémorrhagie se renouvelle avec plus ou moins d'abondance et à des intervalles inégaux. Elle se montre quelquefois avec un caractère alarmant de violence, et d'autres fois elle est comme remplacée par un écoulement blanc ou sanguinolent, que la Nature semble ne produire que pour rendre plus insensible et moins brusque le changement qui s'opère dans l'économie de la femme.

Pendant cette période, qui comprend quelquefois un espace de plusieurs années, divers désordres se manifestent dans certaines fonctions : il y a souvent trouble de la digestion, spasmes du conduit alimentaire, douleurs dans les lombes, bouffées de chaleur, maux de tête, palpitations de cœur, gêne de la respiration, névralgies variées, sommeil agité, rêves fatigants, etc. Tous ces phénomènes n'ont rien d'étonnant pour ceux qui connaissent les sympathies qui unissent l'utérus à presque tous les organes de l'économie et les effets qui doivent résulter d'un afflux plus considérable de sang vers le cœur, les poumons et le cerveau.

Plus la Nature emploie de temps à opérer la cessation complète du flux menstruel, moins les femmes ont à craindre la suite de cette suppression, qui exige plus de précautions chez les tempéraments sanguins et les personnes accoutumées à la bonne chère et à la mollesse, que chez les femmes livrées à une vie exercée et à un régime frugal. Pour celles-ci on n'a ordinairement rien à faire, et c'est heureusement le plus grand nombre. Mais pour les premières, qu'on rencontre surtout dans les rangs élevés de la société et parmi les habitantes des villes, le secret de l'art est, le plus souvent, de les ramener par divers moyens à la condition des secondes.

Quant aux soins que réclame l'âge de retour chez les femmes, celles qui veulent passer sans danger cette période souvent orageuse de la vie ne doivent pas attendre le dérangement ou la suppression complète de la menstruation, pour prendre quelques précautions.

Une femme prudente et soigneuse de sa santé

commencera, aux approches de sa quarante-cinquième année, et même beaucoup plus tôt si elle a été réglée de bonne heure, à s'observer davantage et à réformer dans sa manière de vivre et dans sa nourriture ce qu'il pourrait y avoir de défectueux. C'est alors qu'elle étudiera avec attention son tempérament, ses habitudes et ses dispositions individuelles.

C'est à cette époque aussi qu'elle observera, avec plus de régularité que jamais, les préceptes de l'Hygiène, en ce qui concerne son sexe et sa constitution, et qu'elle aura soin de prévenir ou de combattre, sans délai, toute maladie à laquelle elle serait prédisposée, ou dont elle éprouverait actuellement l'atteinte.

Les femmes dont la première menstruation a été difficile et précédée de cet état de langueur qu'on désigne vulgairement sous le nom de pâles couleurs; celles qui sont restées sujettes à des spasmes ou à des douleurs à chaque époque menstruelle; celles qui ont eu des avortements, des accouchements laborieux, des suites de couches graves et prolongées; celles qui, pourvues de beaucoup de lait, n'ont pas eu le bonheur de nourrir leurs enfants, ou qui n'ont pu recevoir, pendant leurs couches, les soins nécessaires au rétablissement parfait de leur santé; celles qui ont depuis longtemps des flueurs blanches, ou dont les règles sont habituellement très-abondantes; toutes les femmes placées dans de semblables circonstances doivent redoubler de soins et de précautions aux approches de l'âge critique, pour traverser avec moins de danger une époque qui, dans de telles conjonctures, peut être fort orageuse.

Elles auront grand soin de continuer les exercices du corps, si elles s'y adonnaient déjà, ou d'en contracter par degrés l'habitude, si elles étaient livrées à une vie trop sédentaire, et ne craindront même pas de pousser ces exercices jusqu'à un commencement de lassitude, surtout si elles sont chargées d'embonpoint et douées d'un tempérament plus lymphatique que sanguin; mais l'exercice du cheval et celui de la danse sont ceux qui leur conviennent le moins dans cette circonstance.

Elles éviteront les appartements trop chauds et les grandes assemblées, où l'on respire un air étouffé. Dans la saison froide, elles préféreront les feux de cheminée à la chaleur des poêles, et n'auront pas recours aux chaufferettes, dont les émanations, en favorisant la congestion de l'utérus, disposent aux pertes de sang et aux flueurs blanches.

Dans la vue de favoriser la transpiration insensible, les femmes qui approchent de l'époque qui nous occupe doivent entretenir la peau dans une grande propreté, par des bains agréablement tièdes et pris avec modération ; par des lotions fréquentes; par des vêtements convenables à l'état de la saison, qui aient la propriété de conserver la chaleur du corps, de le garantir des vicissitudes atmosphériques, des changements brusques de la température, et d'absorber promptement les produits de la transpiration.

Elles éviteront aussi les lits de plume : un coucher

trop mou, trop chaud, fait affluer le sang vers les organes génitaux, et dispose les femmes à prendre trop d'embonpoint et à contracter une susceptibilité nerveuse qui est l'occasion de beaucoup de maux.

Il est nécessaire d'entretenir à cette époque la liberté du ventre et de prévenir la constipation, en observant les conseils que je donne à ce sujet à l'article Constipation.

Comme la susceptibilité nerveuse ne peut que s'accroître pendant la révolution qui se prépare, il faut travailler d'avance à la modérer.—Dans cette vue, les femmes qui approchent de l'âge de retour doivent éviter tout ce qui peut ébranler les sens et l'imagination, procurer des émotions vives, comme certains spectacles, certaines lectures, capables d'exciter ou de rappeler les passions. Elles feront bien de renoncer aux plaisirs bruyants du monde, aux assemblées nombreuses, aux veilles prolongées. Retirées dans le sein de leur famille, où elles vont concentrer toutes leurs affections, elles feront en sorte d'y mener une vie occupée et d'y trouver des distractions agréables au milieu d'une société choisie. Elles se coucheront de bonne heure, n'abuseront pas du sommeil, vaqueront aux soins domestiques, feront de l'exercice en plein air, repousseront de leur esprit toute crainte exagérée, maintiendront leur âme dans le calme qui convient à la raison comme à la santé. — En observant les règles de conduite qui viennent d'être tracées, elles traverseront sans inquiétude la révolution qui s'opère.

Lorsque, par le bienfait de la Nature ou à l'aide des précautions ci-dessus indiquées, la femme a traversé sans orage son époque critique, elle a acquis, pour l'ordinaire, de nouvelles chances de vigueur et de longévité. Mais, pour en tirer tout le parti possible, elle doit, comme l'homme lui-même, avec la santé duquel la sienne a désormais la plus grande analogie, veiller à l'entretien régulier de toutes ses fonctions organiques, et prévenir les maladies qui menacent le déclin de sa vie.

16. **Hygiène des personnes âgées.** — Outre les lois générales de l'Hygiène, que les personnes âgées doivent observer avec d'autant plus de soin que c'est à elles surtout qu'elles sont nécessaires, je crois devoir leur faire quelques recommandations spéciales.

Les personnes âgées ont besoin de soins continuels, de prévenances, d'affection; mais, à leur tour, elles doivent chercher à s'assurer ces soins, à rendre ces soins affectueux et empressés, par leur amabilité et leur douceur envers ceux qui les entourent.

Elles doivent faire en sorte que le devoir soit facile, agréable, spontané ; elles doivent payer par leur bonne humeur, leur douceur, les soins que leur âge réclame; elles ont intérêt à être bonnes et aimables, car elles se feront alors aimer, et c'est là pour elles, il me semble, le premier besoin.

Elles doivent surtout savoir qu'elles ne sont plus jeunes et renoncer franchement et complétement à *tout* ce qui n'est plus de leur âge : leur santé est à ce prix. Je n'insiste pas sur ce point délicat, bien certain d'être compris de tout homme raisonnable.

L'activité intellectuelle doit être entretenue : en ne laissant rouiller ni leur mémoire ni leur intelligence, mais en continuant à s'occuper de choses sérieuses selon leurs goûts et leurs aptitudes, elles conserveront jusqu'à la fin la libre possession de leur intelligence. La vie intellectuelle, quand on sait l'entretenir, remplit de charmes la vieillesse et ne s'éteint qu'avec notre dernier soupir.

Comme elles doivent forcément garder la chambre, plus longtemps souvent qu'elles ne le voudraient, elles apporteront au choix de leur habitation tout le soin que comporte leur état de fortune. Le séjour à la campagne, ou aux portes de la ville, leur convient mieux que dans l'intérieur de la ville. Le logement ne doit pas être au rez-de-chaussée, qui est généralement humide ; ni trop haut non plus, car alors la fatigue de monter et descendre beaucoup d'escaliers les rendrait paresseuses pour sortir, ce dont elles ont très-grand besoin. Il faut que la chambre soit exposée au levant, ou au midi, afin que le soleil l'égaye et la réchauffe de ses rayons vivifiants.

Leurs vêtements doivent être chauds, même en été, car il faut qu'elles aient toujours présente à l'esprit cette maxime : le froid, le froid humide surtout, est spécialement leur ennemi, et elles doivent tout faire pour s'en préserver, car les refroidissements ont souvent, à leur âge, de fâcheuses conséquences. Donc, qu'elles se vêtent selon le degré de froid ou de chaud, et qu'avant de sortir elles se couvrent en conséquence, plutôt plus que moins.

Il n'y a pas de régime spécial à leur prescrire : elles n'ont qu'à observer les règles générales que je donne à ce sujet. Je leur recommande la régularité des repas et principalement la sobriété, surtout au repas du soir, qui pour elles doit être moins copieux que celui de midi.

Prévenir et combattre la Constipation par l'usage raisonné de mes Dragées et les divers moyens que je conseille à la fin de cet ouvrage.

Il faut, plus qu'aux autres époques de la vie, entretenir une propreté personnelle rigoureuse ; des ablutions abondantes et des soins de toilette très-complets sont absolument nécessaires tous les matins.

En outre, quand on a passé cinquante ans, la peau perd de sa vitalité, de sa souplesse, de sa perméabilité; elle se prête de moins en moins à la transpiration insensible, si nécessaire au jeu régulier de notre organisme. Il est donc nécessaire de la conserver dans le meilleur état possible par l'usage fréquent de bains tièdes.

Disposer convenablement sa vie habituelle : c'est l'ensemble des bonnes habitudes hygiéniques qui fait la santé, comme c'est l'ensemble des bonnes habitudes morales qui fait le bonheur.

L'isolement est très-contraire aux personnes âgées : il faut donc savoir, par sa bonne humeur et sa bonté, se créer une société aimable. Les hommes feront bien, s'ils sont seuls, de fréquenter un cercle : cela leur permet de prendre de l'exercice en allant et revenant, en y jouant au billard ; ils y trouvent toujours nombreuse compagnie, ce qui les distrait, éloigne les idées noires et prévient en eux cette atrophie de l'esprit et du cœur que produit et développe l'isolement.

Enfin elles doivent, à la moindre indisposition, se mettre aussitôt à la diète et appeler leur Médecin.

RÉGIME

Parmi les précautions à prendre pour se bien porter, le Régime doit jouer le rôle le plus important : ce sont en effet très-souvent les écarts du Régime, ou bien une alimentation défectueuse par la qualité ou la quantité des aliments, ou par leur mauvaise préparation culinaire, ou bien une mauvaise distribution des repas et un intervalle insuffisant entre chacun d'eux..., qui sont la cause multiple et complexe des diverses perturbations survenues dans les fonctions de l'appareil digestif.

L'importance capitale que j'attache au Régime explique les détails, quelquefois minutieux, dans lesquels j'entrerai souvent à propos des aliments et surtout de leur préparation : c'est que, les personnes maladives se dégoûtant promptement de tout, il faut qu'elles puissent varier souvent leur nourriture et les diverses préparations de leurs aliments, tout en évitant les mets indigestes.—Ces détails côtoient parfois la vulgarité ; mais je pense que le Médecin peut, sans déroger, entretenir son Malade des choses les plus humbles et les plus prosaïques, quand ces choses sont utiles à la réussite du traitement.

17. **Cornaro.**— Il est difficile de parler de Régime sans citer Cornaro comme exemple : sa vie est une Hygiène en action. Cornaro vivait à Venise au commencement du XVIe siècle. Né avec une constitution très-faible, épuisé par les excès, condamné par les Médecins, il eut peur de mourir : il réforma sa vie, observa avec soin les règles de l'Hygiène et un Régime convenable, et vécut cent dix ans. Il a laissé une Notice, dont j'extrais les principaux conseils :

« Un bon régime est indispensable pour vivre longtemps, et il consiste en deux choses : la *qualité* et la *quantité* : la qualité se résume à ne point user d'aliments contraires à notre estomac ; la quantité, à n'en pas prendre plus qu'il n'en faut pour une digestion facile. L'expérience doit nous régler dans l'observation de ces deux principes.

« Chacun doit étudier la force, l'énergie, les répugnances, les goûts et même les caprices de son estomac ; on doit surtout manger ce qu'il digère bien, user très-modérément de ce qui passe avec peine, et éviter toujours ce qu'il digère mal.

« La quantité d'aliments doit toujours être proportionnée à la puissance digestive de l'estomac : ce que l'attention et l'expérience apprennent aisément.

« Il faut manger de peu et peu. Il faut apaiser sa faim, ne jamais l'assouvir; être rassasié et non pas repu; sortir toujours de table avec un reste d'appétit.

« Si par circonstance on mange certain jour plus qu'on ne doit, il faut se restreindre et se mettre à une demi-diète le lendemain.

« Gardez-vous de confondre l'appétit de l'estomac avec l'appétit du palais : ce dernier est souvent factice; la bonne cuisine a cela de fâcheux qu'elle fait trop manger.

« Il faut savoir compter avec son estomac : il faut le fortifier et non le surexciter; il faut, en général, lui donner peu à faire et ne pas le surcharger d'aliments : peu à la fois, mais bons et nourrissants, et surtout choisis parmi ceux qu'il digère le mieux. Tel qui répugne à des aliments réputés légers et digestibles en digère facilement d'autres qui sont réputés indigestes : la tolérance de l'estomac est ici la règle fondamentale.

« Les gens les plus sobres peuvent être quelquefois incommodés, mais ils sont sûrs de rétablir l'équilibre en se mettant à une demi-diète un jour ou deux. Le repos, ainsi qu'une nourriture convenable, répare aisément ce malaise.

« Il y a des gens, adonnés à la bonne chère, qui disent que tout ce qu'ils mangent les incommode si peu qu'ils seraient bien en peine de dire où loge leur estomac. Je leur dis, moi, qu'ils le sauront un jour, et qu'ils se préparent pour l'avenir des infirmités de toute espèce.

« Il en est qui aiment mieux être incommodés huit ou dix fois par an de leur goutte, de leur sciatique, de leurs infirmités, que de ne pas contenter leur goût pour la bonne chère ; mais qu'ils sachent bien que, en continuant à vivre ainsi, leurs infirmités augmenteront et qu'ils payeront bien cher leur gloutonnerie.

« J'entends dire quelquefois qu'il vaut mieux se donner du bon temps et vivre quelques années de moins : oui, si l'on mourait comme une lampe que l'on éteint ; mais ce bon temps, que l'on se donne avec excès, se paye plus tard par la misère et par mille infirmités.

« Il y a des gens qui, se sentant vieillir, ne veulent pas pour cela diminuer leur nourriture ; ils se bornent à diminuer le nombre de leurs repas, et mangent en une seule fois ce qu'ils avaient l'habitude de manger en deux. C'est produire une surcharge bien préjudiciable à l'estomac, causer des malaises, préparer des maladies ; je n'ai jamais vu personne vivre longtemps avec un pareil système.

« Mon corps et mes facultés ne sont pas engourdis par la nourriture que je prends : elle les répare seulement et les soutient. Toujours je me retrouve avec un mode de sensations uniformes : je suis constamment le même, soit avant, soit après les repas ; je n'éprouve pas, comme tant d'autres, des symptômes d'assoupissement après dîner, parce que, grâce à la quantité modérée de mes aliments, les fumées de l'estomac ne me montent pas au cerveau.

« Quoi qu'en disent les gourmands, la sobriété est infiniment utile à l'homme ; car c'est à elle seule qu'il devra la santé et de vivre longtemps. C'est en la pratiquant qu'il deviendra sage, et qu'il atteindra un âge où l'expérience et la raison lui donneront des armes pour s'affranchir de la tyrannie des passions qui, pendant notre jeunesse, exercent sur nos cœurs un si cruel empire.

« O sainte et bienfaisante sobriété ! c'est à toi que j'ai l'obligation de voir encore la lumière du jour ; tu es pleine de charmes, quand on suit tes maximes et qu'on observe constamment tes lois Lorsque je ne refusais rien à mes sens, je ne goûtais pas de plaisirs aussi purs que ceux dont je jouis à présent ; ces plaisirs étaient alors si agités, si mêlés de peines, que j'y trouvais plus d'amertumes que de douceur.

« Malgré mes cent ans bien sonnés, je suis exempt de toute espèce d'infirmités et je jouis de toutes mes facultés : je suis gai, je trouve très-bon tout ce que je mange ; je dors paisiblement ; j'ai encore l'imagination vive, la mémoire heureuse, le jugement solide ; de l'esprit et de la gaieté, puisque je viens de composer une pièce de théâtre qui, sans choquer les bonnes mœurs, est fort divertissante.

« Eh bien ! à la simple condition de suivre mon exemple, il n'est personne qui ne puisse espérer vivre aussi longtemps que moi ; car, après tout, je ne suis ni un saint ni un ange, mais un simple mortel, serviteur d'un Dieu juste, à qui la vie réglée est si agréable qu'il récompense dès ce bas monde les hommes qui la pratiquent. »

18. **Repas.** — I. *Régularité.* — Les heures des repas varient selon les conditions sociales, le genre de vie et les occupations, l'âge et le sexe, et souvent aussi selon les habitudes locales ou nationales. Mais si l'organisme peut se ployer aux habitudes de certaines heures, il ne saurait, sans en souffrir, s'accoutumer à l'irrégularité des repas.

La *régularité* des heures de repas est, en effet, une condition *indispensable*, essentielle, du bon fonctionnement de l'estomac et des intestins : c'est la première et la plus importante des précautions auxquelles on doit s'astreindre.

II. *Intervalle entre les repas.* — L'intervalle entre chaque repas doit être assez grand pour que la digestion ait le temps de se faire, pour que les digestions n'empiètent pas l'une sur l'autre, et même pour que, outre le temps suffisant à la complète digestion du déjeuner, l'estomac ait encore le temps de *se reposer un peu.*

Cet intervalle doit nécessairement varier selon la quantité et la nature des aliments qui composaient le premier repas, selon l'activité fonctionnelle de l'estomac, selon l'âge et l'état de santé, etc.

L'absence d'un intervalle suffisant est surtout nuisible aux personnes dont la vie est sédentaire, à celles surtout qui se livrent à des occupations intellectuelles ; il en est de même pour les personnes âgées, dont l'estomac paresseux, mais patient, demande un espace de six à huit heures pour accomplir entièrement la digestion d'un repas ordinaire.

III. *Distribution des repas.* — En France, on fait en général trois repas :

Le *premier déjeuner* se fait tout en se levant : il consiste le plus souvent en une tasse de café au lait ou de chocolat, ou une soupe, etc. Je ne saurais trop conseiller de remplacer tout cela par une grande tasse de lait pur, *froid* si c'est possible.

Le *déjeuner à la fourchette* doit avoir lieu entre dix et onze heures; si on en recule l'heure, l'intervalle entre le dîner et le déjeuner se trouve réduit à cinq ou six heures, espace de temps insuffisant, surtout si l'estomac est paresseux ou maladif.

Ce déjeuner ne doit pas être, comme quantité d'aliments, le plus important de la journée. Outre que l'élaboration de la digestion alourdit l'esprit et le rend impropre à tout travail intellectuel sérieux, elle n'a quelquefois pas le temps de s'accomplir entièrement dans l'espace de cinq à six heures.

Les inconvénients d'un déjeuner trop copieux deviennent plus manifestes lorsque c'est par exception qu'il a lieu. Quelle est en effet la personne qui, à la suite d'un déjeuner en ville, toujours plus abondant et plus tardif que d'ordinaire, ne se sente lourde et moins apte à ses occupations habituelles, et ne se mette à table pour le dîner avec un moins bon appétit que d'ordinaire ?

Le *dîner* doit avoir lieu de six à sept heures. La plupart des dyspeptiques se plaignent que c'est au dîner qu'ils ont moins d'appétit, qu'ils mangent le moins, et que c'est ce repas dont la digestion est la plus pénible. Cela est dû, le plus souvent, soit à ce que le déjeuner a été trop copieux, soit à ce qu'il n'a pas été suivi d'un exercice suffisant pour en faciliter la digestion, soit à ce qu'il a été pris à une heure trop tardive.

Je leur conseille donc de déjeuner de bonne heure, à dix ou onze heures, de manger modérément et de prendre ensuite de l'exercice. Ils verront alors qu'ils auront faim à six ou sept heures, qu'ils mangeront avec plaisir et que leur digestion se fera bien.

C'est une mauvaise habitude que de *souper*, alors que l'on a dîné suffisamment à six heures : ce repas superflu se digère difficilement et fatigue l'estomac et les intestins.

IV. *Quantité des aliments.* — La quantité des aliments à chaque repas varie suivant une foule de circonstances ; elle dépend de l'âge, du genre de vie, de la disposition journalière et des conditions particulières, de la tolérance et du degré d'énergie de l'estomac, de la nature des aliments qui composent le repas, etc.

L'appétit ne doit pas toujours être pris pour guide

dans la mesure de la quantité des aliments. En général, on mange beaucoup plus qu'il ne faut, ce qui est une source de malaises et d'incommodités. Je ne saurais donc trop recommander d'être sobre ; c'est la meilleure condition pour se bien porter.

V. *Quantité des boissons.* — La quantité des boissons doit être proportionnée à l'aptitude fonctionnelle de l'appareil digestif et aux habitudes des personnes.

Prises en quantité modérée, au moment des repas, les boissons suffisamment aqueuses constituent d'utiles auxiliaires de la digestion : elles se mélangent dans l'estomac avec les aliments, elles pénètrent et imbibent la bouillie alimentaire et en dissolvent certaines parties. Elles contribuent ainsi, de concert avec les sucs digestifs, à l'élaboration du chyme, en même temps qu'elles favorisent les phénomènes de l'absorption.

Prises en excès pendant les repas, les boissons aqueuses déterminent un affaiblissement dans l'action du suc gastrique, qui, trop dilué, trop étendu d'eau, ne peut digérer les aliments ingérés : de là un ralentissement dans la digestion.

Je ne saurais trop conseiller de prendre, tous les soirs en se couchant, un grand verre d'eau pure, ou bien légèrement sucrée; c'est là une excellente habitude.

VI. *Mastication.* — Pour être facilement digérés,

les aliments doivent être préalablement divisés et broyés avec soin par les dents, humectés de salive, et brassés par les mouvements de la langue et des joues de façon à former une pâte molle, une sorte de pâtée, que les sucs digestifs de l'estomac puissent facilement pénétrer et transformer en chyme.

Une mastication suffisante est extrêmement importante et de première nécessité pour que la digestion se fasse bien. Si l'on mange trop précipitamment et si l'on avale les morceaux sans se donner le temps de les bien mâcher; ou bien si les dents sont en mauvais état, cariées, douloureuses, ou en nombre insuffisant..., dans ces cas, les aliments qui arrivent dans l'estomac ne sont pas réduits en une pâtée suffisamment fragmentée et triturée; il en résulte pour l'estomac un surcroît de travail, une lenteur plus grande dans son travail disgetif, et à la longue une fatigue et un malaise.

19. **Boissons.** — I. *Eau.* — L'eau dont on fera usage devra être parfaitement pure, limpide, claire, bien aérée, légère, sans odeur, d'une saveur fraîche et agréable.

L'eau est la boisson par excellence, celle qui convient le mieux, car elle ne stimule ni ne ralentit aucune fonction et elle facilite l'accomplissement de toutes. Elle doit entrer en une large proportion dans le régime des sujets doués d'un tempérament sanguin ou bilieux, des hémorrhoïdaires, des goutteux et des personnes échauffées ou constipées.

II. *Vin.* — De toutes les boissons fermentées dont l'homme fait usage, le vin est la meilleure.

Le vin favorise notablement la digestion, excite le cerveau, active toutes les facultés, relève les forces, donne du ton et de l'énergie à tout l'organisme, et y fait naître un sentiment général de bien-être et d'expansion.

La première qualité des vins est d'être purs, naturels ; malheureusement ils sont souvent altérés par la sophistication, cet oïdium industriel. On devra donc prendre toutes les précautions nécessaires pour se les procurer aussi naturels qu'il sera possible.

Quant aux choix à faire entre les différents crus, il s'agit bien moins de flatter le palais que de tonifier l'estomac et de mesurer le degré d'excitation qu'il réclame.

Le bordeaux est un vin qui contient moins d'alcool, plus de tanin et moins de tartrates acides que le bourgogne ; c'est pourquoi il est moins excitant, moins capiteux, mais un peu plus astringent, sans être âpre, et un peu plus froid à l'estomac. Il a un bouquet très-prononcé, dont les nuances de saveur et de délicatesse varient selon les différents cépages, mais qui est généralement fin et agréable. Il convient très-bien à ceux qui ont besoin d'être tonifiés, mais chez qui on ne doit pas déterminer une stimulation trop vive.

Le bourgogne est plus chaud, plus stimulant, plus capiteux que le bordeaux; il se distingue par l'éclat de sa couleur, la finesse de son arome, la suavité, la délicatesse et le velouté de sa saveur. Il convient à ceux dont la constitution est molle, lymphatique, atone, et dont les digestions sont lentes et laborieuses.

Les vins blancs ne sont pas toniques et stimulent très-vivement le système nerveux; leur usage serait nuisible aux sujets faibles et délicats, atteints de gastralgie.

Le vin mousseux de Champagne exerce une action bien plus vive encore, à cause du gaz acide carbonique dont il est saturé.

III. *Liqueurs.* — Le cognac, le rhum, le kirsch, exclus habituellement du régime des dyspeptiques, peuvent cependant rendre accidentellement quelques services quand il s'agit de stimuler un peu l'estomac.

L'anisette peut être employée pour combattre la production de gaz qui s'observe chez certaines personnes.

Le curaçao, bien préparé, est une liqueur tout à la fois amère, aromatique et spiritueuse, qui doit ses propriétés stomachiques à la macération de zestes d'écorces d'oranges amères qui en fait la base.

La liqueur de la Grande-Chartreuse, dont les trois teintes permettent de doser la force, est la meilleure liqueur de dessert.

Prises en quantité modérée à la fin des repas, les

liqueurs augmentent la sécrétion du suc gastrique, occasionnent une douce chaleur et une stimulation légère dans la muqueuse de l'estomac, et favorisent ainsi la digestion, en même temps qu'elles exercent une heureuse influence sur l'ensemble de notre organisme.

IV. *Thé.* — Le thé est une boisson aromatique dont trop de peuples font usage pour qu'il ne réponde pas à un besoin réel. Une infusion de thé, bien chaude, bien préparée, flatte singulièrement le goût par la finesse de sa saveur et la délicatesse de son arome; ingérée, elle produit des effets immédiats, et secondaires : les premiers s'exercent sur la muqueuse de l'estomac, et consistent en une sensation de chaleur, une stimulation, une augmentation de la puissance digestive de ce viscère ; à cette action locale succède bientôt un sentiment de bien-être, une diffusion de chaleur, une augmentation d'énergie vitale.

Le thé convient donc, après le dîner, aux personnes âgées et à toutes celles dont les digestions sont lentes et laborieuses. On en prendra surtout dans le cas d'inertie digestive de l'estomac, succédant soit aux excès de table, soit aux excès de veilles : il ranimera alors le système nerveux, redonnera à l'estomac sa puissance digestive, et favorisera l'élaboration des aliments.

V. *Café.* — Le café est d'un usage universel, et la

consommation qui s'en fait dans toutes les parties du monde est immense.

Pris à la fin du repas, il fait naître une douce chaleur dans l'estomac, il en rehausse l'énergie, surtout lorsque cet organe est aux prises avec une grande quantité d'aliments divers, et il rend la chylification plus prompte et plus facile ; cette action, à la fois tonique et stimulante, est très-favorable à la digestion. — Les centres nerveux et toute l'économie participent bientôt à la douce stimulation exercée sur l'estomac. Il excite, en effet, tout le système nerveux, mais sans produire les troubles et les perturbations qu'occasionnent les alcooliques, dont il abat, au contraire, les fumées stupéfiantes. Il donne comme un coup de fouet à l'intelligence engourdie.

Pris le soir, plusieurs heures après avoir mangé, le café ne détermine plus qu'une excitation sans fond, suivie de tiraillements, et d'une sensation de malaise analogue à celui de la faim ; c'est alors aussi qu'il émeut le plus fortement le système nerveux, qu'il stimule le plus l'intelligence, en même temps qu'il détermine l'insomnie ; cette action se prolonge même assez longtemps chez les personnes qui n'en font pas habituellement usage à ces heures insolites.

Le café convient à ceux dont les digestions sont longues, pénibles ; à ceux dont les fonctions s'accomplissent mollement, sans énergie ni ressort ; c'est également l'excitant fonctionnel des personnes âgées, dont il stimule l'estomac paresseux.

20. **Laitage, beurre, œufs**. — I. *Lait.* — Le lait, dont la Nature a indiqué à l'homme toute la puissance nutritive, est une émulsion mucilagineuse de matière caséeuse et albumineuse, de matière sucrée et de sels, dans laquelle nagent des globules de matière grasse.

Les mêmes éléments existent dans le lait de tous les animaux, mais ils y sont en des proportions variables; c'est ce qui explique pourquoi le lait est doué de propriétés diverses, selon qu'il provient de tel ou tel animal.

Le lait de *vache* contient en moyenne: 80,50 pour 100 d'eau, 3,20 de substances azotées (fromage), 3,34 de beurre et 3,71 de sucre.

Le lait d'*ânesse* offre l'odeur, la saveur et les propriétés du lait de femme; il est plus faible, surtout en fromage et en beurre, que le lait de vache, mais il est plus sucré (6,40 au lieu de 3,71); sa crème est peu abondante; son beurre est mou, blanc, peu sapide, se rancissant vite; il est adoucissant et laxatif; il est peu nourrissant, mais c'est celui qui se digère le mieux.

Le lait de *chèvre* est plus riche que celui de vache en substances grasses et azotées et en sucre: il contient 4,50 de fromage au lieu de 3,20; 4,10 de beurre au lieu de 3,34; et 5,80 de sucre au lieu de 3,71. C'est le plus épais de tous; il a une odeur et une saveur hircines caractéristiques; sa crème est d'un blanc mat, épaisse, d'une saveur agréable; son beurre est blanc, ferme, très-abondant et d'une bonne conservation; il est astringent et tonique.

Le lait de *brebis* est le plus riche de tous, car il contient 8 pour 100 de fromage, au lieu de 3,20, et 6,50 de beurre, au lieu de 3,34 ; il est moins sucré que celui de vache et surtout que celui d'ânesse ; son beurre est abondant ; son fromage est gras, visqueux et d'une odeur spéciale ; il est très-nourrissant.

Le *petit-lait* est d'une digestion plus facile que le lait.

II. *Fromages.* — Les fromages constituent un mets d'un usage très-répandu ; les nombreuses variétés de cet odorant produit dépendent de la nature du lait employé, de la proportion de crème qu'ils contiennent et du mode de fabrication.

La *crème* fouettée est un aliment doux, rafraîchissant, léger et qui constitue un très-bon dessert pour les personnes échauffées.

Il en est de même des fromages frais à la crème, à la pie, de Neufchâtel : ils ont une saveur douce et agréable ; ils sont rafraîchissants et, convenablement assaisonnés de sucre ou de sel, d'une digestion facile.

Les fromages salés de Gruyère, de Brie, de Marolles, de Livarot, de Camember, ont subi un commencement de fermentation qui a développé en eux des acides gras, auxquels ils doivent une saveur et une odeur spéciales ; ils sont plus digestibles et plus excitants que les précédents.

Les fromages de Sassenage, de Roquefort, qui doivent leur haut goût à divers assaisonnements et surtout au caséate d'ammoniaque qu'un commencement de fermentation y développe, sont les plus excitants de toutes ces préparations ; ils stimulent vivement la muqueuse de l'estomac, et leur usage habituel peut avoir des inconvénients.

III. *Beurre, Graisse.* — Le beurre est séparé de la crème par le barattage. Sa composition est très-mobile. Très-frais, il a une saveur franche, un arome de noisette ; il constitue alors un aliment, un hors-d'œuvre agréable, sain, adoucissant et assez digestible. Associé à certaines préparations culinaires, à la cuisson des légumes et des poissons, par exemple, non-seulement il n'a pas l'inconvénient des corps gras, mais il est même indispensable à la facile digestion de ces aliments ; il en est de même de l'huile dans la salade, laquelle serait, sans elle, d'une digestion difficile. En tous cas, il faut faire du beurre, sous quelque forme que ce soit, un usage modéré, car l'excès des matières grasses dans notre régime détermine des troubles divers :

1° La graisse, le beurre, l'huile, n'étant pas digérés dans l'estomac, où ils sont comme des étrangers de passage, les aliments trop gras pris en excès sont lourds, indigestes, gênants ;

2° La salive et le suc gastrique étant sans action sur les matières grasses, si nos aliments en sont trop imprégnés, trop surchargés, elles empêcheront le suc gastrique de l'estomac d'attaquer librement et de digérer ces aliments, qui se seraient laissé faire sans elles : la digestion sera donc lente, pénible, laborieuse.

IV. *OEufs.* — Les œufs constituent, par leur très-grand pouvoir nutritif sous un petit volume et par la facilité de leur digestion quand ils sont bien apprêtés, un aliment très-nourissant, très-sain, très-digestible.

Les différents modes de préparation influent beaucoup sur la digestibilité des œufs : moins ils sont cuits, mieux ils se digèrent.

Les œufs *à la coque*, très-peu cuits, constituent un mets agréable, très-nutritif et d'une très-facile digestion.

Les œufs *brouillés*, peu cuits, convenablement assaisonnés et additionnés de bon jus de viande, constituent un excellent aliment, extrêmement digestible, puisqu'il réunit associés ensemble des principes très-nourrissants : l'œuf et les sucs nutritifs de la viande. Je ne saurais trop le recommander aux Malades qui supportent difficilement toute espèce de nourriture et dont il est absolument nécessaire de soutenir les forces. Les œufs brouillés, avec addition de bonne crème, constituent un mets très-délicat, moins échauffant que ne le sont les œufs à l'état naturel.

Les *omelettes* doivent être légères, bien homogènes, de consistance molle et préparées au naturel ; celles au lard, au jambon, aux rognons, devront être réservées à de bons estomacs. On les rend plus légères et plus délicates en battant les blancs à part, en neige.

Je le répète encore, les œufs ne sont un aliment

nourrissant et surtout digestible, qu'à la condition d'être *peu cuits*.

21. **Potages**. — I. *Bouillon*. — Le bouillon n'est autre chose qu'une décoction, suffisamment prolongée et convenablement conduite, qui enlève à la viande la plupart de ses principes sapides et nutritifs. Les légumes dont la viande a été additionnée cèdent également des principes mucilagineux, sucrés et aromatiques, qui rendent le bouillon plus savoureux et lui donnent de la couleur, de l'onctuosité et du goût.

Les meilleurs bouillons se préparent avec du bœuf et une poule : ils sont alors plus nourrissants, plus délicats, plus savoureux, plus *corsés*.

Si le pot-au-feu a été bien préparé, bien conduit, s'il a cuit *très-longtemps* et surtout *très-doucement*, il contient le plus grand nombre des principes utilisables de la viande.

Le bouillon est un excellent aliment, d'autant plus nutritif et même d'autant plus digestif qu'il a été préparé avec une plus grande proportion de viande, qu'il est plus consommé.

II. *Bouillon instantané.* — Voici une méthode fort commode pour obtenir, en un quart d'heure seulement, un excellent bouillon, aussi nutritif que celui fourni par le pot-au-feu, d'une saveur et d'une odeur aussi agréables; tout le monde, un célibataire lui-même, peut aisément le préparer.

On prend une demi-livre de bœuf, un bifteck, par exemple, sans os ni graisse; on le hache menu comme chair à saucisses et on le saupoudre d'un peu de sel; on place ce hachis dans une casserole, ou dans une cafetière, que l'on remplit d'eau ensuite: deux grands verres ordinaires environ; on place la cafetière devant le feu, ou sur un réchaud à alcool; dès que l'eau bout, on retire la cafetière du feu et on laisse infuser *dix* minutes; on passe alors le contenu de la cafetière à travers un petit tamis, ou tout simplement à travers un linge, et l'on a ainsi un excellent bouillon.

III. *Potages.* — Les potages doivent être le prélude obligé du principal repas.

La *soupe* grasse au *pain* est un excellent potage; on la rend encore meilleure en faisant, au préalable, griller les tranches de pain : la torréfaction légère développe dans le pain des principes aromatiques qui se communiquent au bouillon et lui donnent une saveur plus agréable. Les *biscottes* font aussi une très-bonne soupe au pain.

Le *vermicelle*, les *lazagnes*, les *pâtes d'Italie* diversement découpées, le *macaroni*, sont des pâtes sèches, dures, s'imprégnant difficilement de bouillon, malgré une cuisson prolongée, et forment, par conséquent, des potages moins digestibles que la soupe au pain; si on en fait usage, il faut tout au moins qu'elles soient *très-cuites*.

Il n'en est pas de même du *tapioca*, du *sagou*, du *salep*, de l'*arow-root*, lorsqu'ils sont d'origine véritable; ces fécules exotiques, d'une saveur délicate, se dissolvent aisément dans le bouillon, lui donnent un aspect gélatiniforme, augmentent ses propriétés nutritives, et constituent des potages légers, agréables et très-nourrissants. — Je recommande surtout le *tapioca*, avec addition de partie égale de purée de carottes nouvelles.

Les *purées de légumes* farineux ont une saveur délicate, mais une puissance nutritive moindre que les potages précédents.

22. **Viandes**. — Les viandes représentent la partie la plus nutritive et la plus réparatrice des nombreux aliments qui servent à notre nourriture. Leurs propriétés substantielles sous un petit volume, leur richesse en principes réparateurs ou azotés, la *conformité de leur nature* avec nos chairs et nos tissus organiques, leur *identité* absolue avec l'albumine, la fibrine et les globules de notre sang . . . . . expliquent leur puissance essentiellement tonique et réparatrice : c'est pourquoi la viande nous nourrit davantage qu'une quantité triple ou quadruple de légumes, et surtout de fruits, sans imposer à l'estomac une digestion trop laborieuse.

Toutes les viandes, de quelque animal qu'elles proviennent, offrent une composition organique et chimique ainsi que des principes réparateurs et nutritifs identiques; les proportions seules diffèrent.

L'excès habituel des viandes, dans notre régime,

détermine des troubles fonctionnels et même des maladies. — Ces aliments laissant très-peu de résidu, car ils renferment très-peu de parties inutiles, leur usage *abusif* produit un résidu peu abondant, dur et foncé en couleur, et tend ainsi à provoquer et à entretenir la Constipation. — Les matières azotées du sang (albumine et globules), étant trop abondamment réparées, renouvelées, il survient de la *pléthore* et tous les inconvénients du *tempérament sanguin* exagéré : sang riche et abondant, pouls fort et fréquent, veines apparentes, peau chaude, face colorée, œil brillant, tête lourde, quelquefois étourdissements, constipation habituelle, etc. — Enfin, la quantité d'urée et d'acide urique, ou bien de cholestérine, devient trop abondante : alors, ces sels minéraux ne pouvant se dissoudre entièrement dans l'eau des urines ou de la bile, le surplus se dépose soit dans les reins (coliques néphrétiques, calculs urinaires), soit dans le foie (coliques hépatiques), soit dans les articulations (accès de goutte, tophus goutteux).

I. *Viandes de boucherie.* — Les animaux de boucherie ont en général une chair plus tendre et plus digestible que celle du gibier : cela dépend de leur nourriture habituelle, de leur régime dans les étables, de leur castration, toutes choses qui provoquent l'engraissement et déterminent l'infiltration de la graisse entre les fibres de leur masse musculaire.

Le *bœuf*, quand il est jeune et suffisamment engraissé, a la chair la plus savoureuse, la plus nutritive et peut-être la plus digestible. Je recommande surtout le *filet*, rôti ou grillé, à cause de sa saveur, de la délicatesse de ses fibres charnues, de sa mollesse succulente, de sa richesse en sucs nutritifs et de sa facile digestion.

Le *mouton* est une viande très-savoureuse, très-saine, très-nourrissante et d'une assez facile digestion quand elle est tendre : les côtelettes sont excellentes ; le gigot, rassis et cuit à point, présente des tranches centrales molles, tendres, savoureuses, imbibées de sucs nutritifs et très-digestibles.

Le *veau* est peu nourrissant : c'est une chair albumineuse et gélatineuse. Sa richesse en albumine et surtout en gélatine lui donne quelques propriétés rafraîchissantes ou laxatives.

Le *porc frais* a une chair abreuvée de graisse, qui est nourrissante, mais qui est compacte, lourde et indigeste, et ne convient qu'à ceux qui ont un bon estomac. Le porc salé, ainsi que tous les produits de Charcuterie, excellents d'ailleurs, ne conviennent qu'aux personnes bien portantes.

Le *cochon de lait* est un aliment gélatineux, peu digestible et un peu laxatif.

II. *Volaille.* — La volaille occupe une place importante dans l'alimentation en France : la chair en est plus ou moins grasse, légèrement gélatineuse, généralement tendre, délicate et d'une facile digestion ; mais ces qualités ne sont applicables qu'à la *jeune* volaille, car la vieille a une chair ferme et coriace.

La *poularde* et le *chapon*, s'ils ne sont pas trop gras, et les jeunes *poulets*, ont une chair tendre, délicate, très-digestible, qui convient aux estomacs faibles, énervés, paresseux, aux personnes âgées, aux gens sédentaires.

Les jeunes pigeons sont un très-bon aliment, tendre, savoureux, plus nourrissant que le poulet, et assez digestible.

Le *dindonneau*, le *caneton*, ont une fibre plus condensée, plus ferme, une saveur plus prononcée, des qualités nutritives plus grandes : mais ils sont d'une digestion moins facile.

La *dinde*, même truffée, le *canard* aux navets et aux olives, l'*oie*, sont des mets très-recherchés des gourmets : mais ils ne sont digestibles que pour les bons estomacs.

III. *Gibier*. — Le gibier a, le plus souvent, une chair ferme, compacte, habituellement sèche, dépourvue en général de graisse et de gélatine, douée d'un fumet spécial pour chaque espèce; elle est plus stimulante, plus azotée, plus nutritive que celle de la volaille ou des animaux de boucherie, mais par cela même plus échauffante et d'une digestion plus ou moins difficile.

Les chasseurs ont l'habitude de laisser le gibier se faisander : ces viandes, qu'estiment certains gourmets, sont une cause d'irritation pour les estomacs peu robustes ; il faut laisser le gibier s'attendrir, mais non se décomposer.

Les *cailles*, les *mauviettes* (alouettes), les jeunes *perdreaux*, les *grives*, les *bécassines*, les jeunes *faisans*, ainsi que plusieurs autres oiseaux, quand ils sont *jeunes*, ont une chair tendre, délicate et succulente, d'une saveur et d'un fumet fort agréables, très-nourrissante et d'une facile digestion.

Les *canards* sauvages, les *perdreaux*, les *sarcelles*, les *poules d'eau*, les *coqs de bruyère*, le *lapin de garenne*, le *lièvre*, le *chevreuil*, etc., sont des mets excellents, fort recherchés des chasseurs et des gourmets, mais d'une digestion moins facile que les précédents.

23. **Poissons, coquillages**. — Les poissons établissent une transition graduelle, un moyen terme entre les aliments légers, fournis par les légumes et les fruits, et la nourriture tonique et substantielle fournie par les viandes. Ils diversifient en outre le régime, grâce à la grande variété d'aspect et de goût qu'ils présentent.

Les poissons sont moins nourrissants que la viande, ce qui dépend de la faible quantité de sucs nutritifs ou de myosine qu'ils contiennent et de leur richesse en gélatine.

Quant à leur digestibilité, ceux qui sont de petite taille et dont la chair est blanche, fine et délicate sont les plus digestibles; ceux qui ont une chair ferme, lamelleuse, colorée, imbibée de gélatine ou infiltrée d'huile, sont d'une digestion plus ou moins difficile.

En général, les poissons sans écailles, les poissons de lacs ou d'étangs, sont plus gélatineux, plus froids et plus lourds que ceux qui vivent dans une eau limpide et courante; les poissons de mer sont ordinairement plus nourrissants et quelques-uns plus digestibles que les poissons d'eau douce. Les poissons salés sont tous très-indigestes, ce qui est dû à la condensation de leurs fibres, ainsi qu'au sel et à certains principes âcres dont ils sont imprégnés.

Les *huîtres*, préalablement parquées et telles que nous les livre habituellement le commerce, constituent un mets excellent, très-sain, très-délicat et très-digestible. Il faut qu'elles soient mangées fraîches, *petites* plutôt que grosses (celles d'Ostende ou de Marennes sont les meilleures) et du mois d'octobre au mois d'avril.

Les *moules* ne devront jamais figurer sur la table d'un dyspeptique, car elles sont lourdes et indigestes : elles donnent lieu quelquefois à de graves accidents digestifs.

Les *écrevisses* et les *homards* ont une chair ferme, sucrée, d'une saveur fort agréable, augmentée encore par les assaisonnements de haut goût avec lesquels on les accommode : mais ce sont des mets lourds et indigestes.

24. **Légumes.** — Les légumes diffèrent des viandes, au point de vue de leur constitution chimique, en ce que, à volume égal, ils contiennent une proportion

infiniment moindre de principes azotés, c'est-à-dire de ces principes essentiellement réparateurs, aptes à se transformer en notre chair.

Les légumes stimulent très-peu l'estomac ; ils traversent assez promptement le canal digestif et fournissent un résidu mou et abondant.

Autant l'usage exclusif et prolongé des légumes est contraire à une bonne Hygiène, autant l'usage de ces aliments, uni en sage proportion à celui des viandes, est nécessaire et même indispensable au maintien de la santé. Ils ont, en effet, l'avantage de varier la nourriture, de modifier la forme, la consistance et la saveur de beaucoup d'aliments auxquels on les associe, de mêler aux viandes des substances riches en eau, en sels alcalins et magnésiens, et de tempérer ainsi l'action trop tonique et trop stimulante qui résulterait de l'usage exclusif de ces mets.

Les légumes sont doués de propriétés nutritives et digestibles diverses et qui varient pour la plupart selon qu'ils sont frais ou secs, selon qu'ils sont accommodés de telle ou telle façon.

I. *Légumes farineux frais.* — Je désigne sous ce nom divers légumes que l'on cueille avant qu'ils soient parvenus à leur maturité. Ces légumes ont alors une trame celluleuse tendre, imbibée de sucs mucilagineux, et une enveloppe corticale très-tendre ; ils sont moins nourrissants, mais bien plus digestibles qu'ils ne le seront plus tard.

Les *pois verts*, quand ils sont fins, jeunes, fraîchement cueillis, sont des légumes très-savoureux : leur épiderme est très-mince et très-tendre; ils sont imprégnés de sucs végétaux et chargés d'une certaine quantité de sucre; ils sont alors d'une digestion facile.

Les *haricots verts*, en cosse, quand ils sont très-jeunes, constituent également un mets très-délicat, très-digestible.

II. *Parmentière.*—La pomme de terre, que l'on devrait appeler *parmentière*, par reconnaissance pour Parmentier qui l'acclimata en France vers 1780, peut être considérée comme une éponge constituée par des cellules ligneuses molles, qu'une cuisson, même peu prolongée, attendrit encore; dans ces loges est déposée une grande quantité de fécule, un peu de substances azotées, de matière grasse et de sucre, quelques principes salins et beaucoup d'eau.

La parmentière est un aliment agréable dont on se lasse difficilement. Trop nouvelle, elle n'est pas assez mûre : elle n'est pas encore pourvue d'une quantité assez grande de fécule et se digère avec quelque difficulté; bien mûre, bien farineuse, cuite sous la cendre ou à la vapeur d'une marmite, ou apprêtée en purée, elle constitue à elle seule un mets agréable et facilement digestible; elle s'associe aussi très-heureusement et même avec utilité aux viandes, dont elle facilite la digestion et dont elle modère les qualités nutritives et stimulantes.

Je recommande tout spécialement la *purée de par-*

mentière, accommodée au lait ou au jus de viande, comme étant un aliment léger, nourrissant et rafraîchissant.

III. *Légumes farineux secs.* — Les *pois*, les *haricots*, les *lentilles* et les *fèves*, quand ces légumes sont secs, constituent des aliments d'une digestion plus ou moins facile, à cause de l'épaisseur de leur épiderme, de leurs pellicules.

Les *haricots rouges* et les *lentilles* ont, moins que les autres légumes secs, cet inconvénient et sont en outre plus nourrissants.

Les légumes secs, lorsqu'ils sont réduits en purée et complétement débarrassés de leurs pellicules, sont bien plus digestibles, quoique moins savoureux, et n'ont pas les mêmes inconvénients. Ces purées, apprêtées avec du lait ou du bon jus de viande, constituent un aliment très-digestible et dont on pourra faire souvent usage.

Je crois devoir recommander la *purée de lentilles* comme un aliment digestible et nourrissant, surtout si elle est accommodée au jus, et douée de propriétés rafraîchissantes et légèrement laxatives, utile par conséquent dans le cas de Constipation habituelle.

Le *riz* est considéré à tort comme très-nourrissant : de toutes les céréales, c'est la plus riche en fécule, mais c'est la plus pauvre en principes azotés ou nutritifs et en principes salins. Le riz, quand il est *très-cuit* et accommodé au jus ou au lait, est d'une digestion facile; c'est alors une très-bonne nourriture, saine, émolliente, adoucissante, assez nourrissante.

IV. *Légumes mucilagineux.* — Ces légumes ne sont pas tous également digestibles; il faut toujours les choisir *très-jeunes* et *très-frais*.

Les *asperges* sont d'excellents légumes qui stimulent l'appétit et se digèrent aisément; elles sont douées de quelques propriétés sédatives. Si l'on veut affaiblir l'odeur désagréable qu'elles communiquent aux urines, on n'a qu'à verser dans le vase deux ou trois gouttes d'essence de térébenthine.

L'*artichaut cru* est lourd, indigeste, à cause de la densité de ses fibres ; *très-cuit*, c'est au contraire un aliment doux, d'une facile digestion et assez nourrissant.

La *carotte* a des fibres denses et serrées; elle est riche en albumine, en gomme et surtout en sucre; elle ne doit être permise aux mauvais estomacs que lorsqu'elle est jeune et tendre et qu'elle est très-cuite; réduite alors en purée, elle est rafraîchissante et d'une digestion facile.

V. *Champignons, Truffes.* — Les *champignons* sont un aliment nourrissant, mais d'une digestion difficile, et dont on doit faire un usage modéré. Il n'est pas nécessaire de rappeler les nombreux empoisonnements auxquels ils donnent lieu tous les ans, pour faire comprendre quelle prudence il faut apporter dans leur choix, quand on préfère aux champignons de couche ceux que l'on cueille dans les bois.

Les *truffes* sont essentiellement indigestes par elles-mêmes ; mais leur arome si fin et si délicat communique aux viandes auxquelles elles sont associées un parfum qui rend la digestion de celles-ci plus facile, en stimulant l'appétit et en sollicitant un orgasme vital qui augmente la puissance des facultés digestives.

VI. *Légumes herbacés.* — Ils sont constitués par un tissu spongieux, emprisonné dans les mailles d'un réseau de fibres ligneuses plus ou moins consistantes et presque absolument indigestes ; la masse spongieuse, facilement digestible au contraire, est imbibée d'un suc composé d'albumine, de fibrine et de caséine végétales, de matières gommeuses et sucrées et de beaucoup d'eau. Bien cuits, bien préparés, ce sont de très-bons aliments, nourrissant très-peu, mais se digérant très-bien, et doués de propriétés très-rafraîchissantes.

Ils sont donc très-peu nourrissants ; mais ils aident, par les acides végétaux qu'ils contiennent, à la dissolution des éléments réparateurs de la viande, en même temps qu'ils en tempèrent l'action nutritive.

Les *salades* de laitue, de chicorée, de cresson, etc., constituent des mets fort peu nourrissants, mais très-agréables ; elles sont toutes d'une digestion plus ou moins difficile.

La laitue et la chicorée, *cuites*, surtout avec du jus

de viande, sont beaucoup plus digestibles et constituent un mets agréable, doué de propriétés calmantes et rafraîchissantes.

Le *cresson* est d'une digestion moins facile ; d'ailleurs il est loin d'avoir les propriétés dépuratives et surtout la spécialité d'action contre la phthisie qu'on lui a jadis attribuées.

Les *épinards* sont très-aqueux, très-riches en albumine et fibrine végétales, et très-peu nourrissants ; mais ils ont une saveur agréable et, grâce à leur mode habituel de préparation, ils sont très-digestibles : je ne saurais trop en recommander l'usage ; ils traversent rapidement l'estomac et les intestins, ils *balayent* le tube digestif.

L'*oseille*, d'un aspect analogue, contient une notable quantité d'oxalate de potasse ; ce principe, qui la rend plus rafraîchissante, la fait mal supporter par beaucoup d'estomacs.

25. **Fruits.** — Les fruits plaisent en général à tout le monde : leur fraîcheur, leur suavité, leur coloris, leur aspect agréable, l'abondance et la saveur des sucs dont ils sont imprégnés, leurs qualités rafraîchissantes, expliquent parfaitement cette prédilection.

Les fruits sont très-riches en sucs aqueux, gélatineux et mucilagineux, unis à des principes sucrés, aromatiques et odorants et à divers acides végétaux ; ils sont très-pauvres en fécule, en graisse, et les substances nutritives y sont en proportion extrêmement faible ; les substances inutiles à la nutrition, réfractaires à l'action de l'appareil digestif, y sont plus ou moins abondantes.

Les fruits séjournent peu dans l'estomac, et cela d'autant moins que leur pulpe est plus molle, plus aqueuse et plus mucilagineuse, et qu'ils sont surtout bien mûrs.—Les fruits qui ne sont pas arrivés à leur complète maturité sont très-indigestes.

Les fruits *bien mûrs* ne peuvent être qu'avantageux à la santé, quand on en fait un usage modéré, intelligent ; ils sont très-utiles, surtout pendant les chaleurs de l'été, pour combattre et neutraliser en partie l'action stimulante de la viande, du vin et des liqueurs.— Mais, comme pour les meilleures choses de ce monde, il ne faut pas en abuser, car on provoquerait facilement de la diarrhée.

I. *Fruits acidules.* — Ils ont une saveur aigrelette et sucrée, un arome agréable qui les rend très-appétissants ; mais la chair de quelques-uns, froide et un peu lourde, ne se digère bien que lorsqu'on en relève le goût par du sucre et même par un peu de bon vin ou de liqueur.

L'usage des fruits acidules a pour effet de rendre plus alcalins le sang et toutes les sécrétions (urine, bile), ainsi que le ferait un traitement par les eaux de Vichy.

Le *citron* ne sert qu'à préparer des limonades, des glaces, des sorbets, ou à assaisonner certains aliments, certaines sauces.

L'*orange* est le fruit par excellence des Malades, auxquels elle plaît, en même temps qu'elle convient, par sa légère et agréable acidité ainsi que par l'abondance de son suc rafraîchissant : seulement il faut avoir bien soin de ne pas avaler la pulpe, qui est tout à fait indigeste.

La *grenade* a une saveur fraîche, acidule, très-agréable.

Les *groseilles* en grappes ne conviennent guère aux estomacs délicats, à cause des pellicules et des graines.

Les *cerises* ont une pulpe molle, abreuvée de sucs plus ou moins acidules, mucilagineux et sucrés, qui se digère très-bien : je les recommande tout particulièrement aux personnes sujettes à la Constipation.

Les *framboises* et les *fraises* ont une saveur des plus délicates, un parfum délicieux ; mais les personnes douées d'un estomac susceptible ne devront en user que modérément ; elles en choisiront de bien mûres et les assaisonneront de sucre et de bon vin pur.

Il en est de même de la *pêche*, le plus beau et le plus savoureux des fruits, mais qui, quoique bien mûre, est froide, lourde, indigeste pour un estomac délicat. Si l'on en mange, il faut la saupoudrer de sucre et boire ensuite un peu de vin pur.

L'*abricot* a une chair plus pâteuse, moins parfumée, mais d'une digestion plus facile.

Les *pommes*, quand elles sont bien mûres et de bonne qualité, sont de très-bons fruits, d'un goût délicat, et dont on doit faire largement usage.

Les *poires*, par l'abondance de leurs sucs, leur saveur

sucrée et légèrement acidule, leur parfum, la mollesse succulente et le fondant de leur chair, ainsi que par la facilité de leur digestion, meritent d'être placées au premier rang de nos fruits. Bien entendu, je ne parle que des meilleures et tout spécialement des poires fondantes.

II. *Fruits sucrés.* — Dans ces fruits, la proportion des sucs acides est beaucoup moindre, et se trouve d'ailleurs masquée et atténuée par une proportion plus ou moins grande de principes sucrés, mucilagineux, ou féculents.

Le *raisin* de treille, à pellicule mince, est un excellent fruit; sa pulpe a une saveur douce et sucrée, avec une légère acidité qui tempère cette saveur; il est essentiellement rafraîchissant et peut même devenir purgatif quand on en mange une trop grande quantité. Le raisin est facilement digestible; seulement, les pellicules et les graines étant complétement réfractaires à la digestion et fatiguant inutilement l'estomac, il faut avoir soin de ne pas les avaler.

Les *raisins secs* sont lourds et indigestes, à cause de la trop grande quantité de sucre dont ils sont imprégnés et de la difficulté qu'il y a de séparer les graines et surtout les pellicules durcies par la dessiccation.

Les *figues* fraîches, bien mûres, sont un peu froides, mais se digèrent assez bien; les figues *sèches* sont presque le seul fruit sec qui soit d'une digestion assez facile.

Les *prunes*, les reines claudes et les mirabelles surtout, ont une chair molle, pulpeuse, chargée de sucs mucilagineux et sucrés, d'une facile digestion; il faut cependant les peler.

Les *pruneaux* secs sont indigestes; cuits, ils se digèrent bien plus facilement; ils jouissent d'une certaine propriété laxative, qui les rend très-utiles aux personnes habituellement constipées : c'est pour elles un très-bon dessert, que je leur recommande tout particulièrement.

Le *miel* est une substance mucoso-sucrée, que les abeilles extraient des fleurs et qui remplit les alvéoles de cire qu'elles construisent dans leurs ruches. Pour l'en extraire, on expose les gâteaux sur des claies au soleil : le miel qui en découle est le miel *vierge*, le meilleur et le seul dont on doive faire usage. Les miels les plus estimés sont ceux de Narbonne et du Gâtinais; ceux de Bretagne sont moins bons. — Le miel possède des propriétés émollientes et rafraîchissantes incontestables : c'est donc, pour les personnes échauffées, un excellent dessert, bien préférable à la plupart des confitures et que je leur recommande tout particulièrement.

26. **Pain, Pâtisseries.** — I. *Pain.* — Le pain est l'aliment le plus universellement répandu, celui dont tous les hommes font tous les jours usage, sans jamais s'en lasser.

Le pain, pour être bon, doit être suffisamment blanc, bien levé, relativement léger; il faut qu'il exhale l'odeur agréable qui lui est spéciale; que la mie soit homogène, élastique, pourvue d'yeux dans toutes ses parties; que la croûte soit d'un jaune doré, sonore à la percussion, partout adhérente à la mie; enfin il doit être bien cuit, car le pain qui ne l'est pas assez est très-indigeste: il vaut mieux trop que pas assez

Le pain se digère d'autant mieux qu'il a été longtemps mâché, car il a eu alors le temps de s'imbiber de salive, laquelle transforme sa fécule en glycose, et de subir ainsi un commencement de digestion.

Le pain de seigle, le pain de son, le pain de maïs surtout, ont des qualités rafraîchissantes très-notables, et conviennent parfaitement aux personnes sujettes à une Constipation habituelle. Je ferai remarquer, toutefois, que ces pains ont l'inconvénient d'être d'une digestion moins facile que le pain blanc.

II. *Pâtisseries.* — Les pâtisseries, quelque appétissantes qu'elles soient, sont généralement lourdes, d'une digestion plus ou moins difficile et fatiguent l'estomac sans lui fournir, comme compensation, une quantité suffisante de principes nutritifs.

On doit faire un usage très-modéré des brioches, surtout quand elles sont chaudes et peu cuites, des tartes aux fruits, des gâteaux imbibés de beurre et surchargés de sucre et de fruits, des pâtés surtout: leur usage trop fréquent détermine souvent de la pesanteur d'estomac, des renvois acides ou nidoreux, et surtout l'amoindrissement de l'appétit pour les aliments substantiels et vraiment réparateurs.

27. **Préparation des aliments.** — I. *Art culinaire.* — Les Médecins dédaignent habituellement de donner à leurs Malades les détails nécessaires sur l'alimentation et le régime qu'ils doivent suivre, et de leur indiquer les préparations culinaires les mieux appropriées à l'état de leurs fonctions digestives : ils croiraient déroger en descendant dans ces prosaïques détails.

Cependant, les divers modes de préparation auxquels un aliment peut être soumis influent, bien plus qu'on ne le croit, sur son pouvoir nutritif et surtout sur la facilité plus ou moins grande avec laquelle il sera digéré.

Quant à moi, je crois pouvoir et même *devoir* suivre l'exemple d'Hippocrate, qui a consacré un long chapitre de ses immortels ouvrages à ce que j'appellerai la *Cuisine hygiénique.*

Il est peu d'aliments que nous mangions tels que la Nature nous les offre : le plus souvent, ils doivent subir une préparation préalable qui est du ressort de la Cuisine.

La Cuisine a pour mission de transformer, par des préparations diverses, les aliments que nous fournit la Nature en mets qui soient plus agréables au goût et à la vue, qui excitent l'appétit, qui stimulent la sécrétion des divers sucs digestifs, qui soient enfin plus digestibles.

Tel est le but raisonnable et pratique de cet art : malheureusement pour beaucoup d'estomacs, les raffinements de la sensualité gastronomique l'en font bien souvent dévier.

II. *Préparation des viandes. Rôtissage.* — C'est le meilleur mode de cuisson. Il doit, autant que possible, être fait *à la broche*. Les viandes rouges et le gibier rôtis doivent être *peu* cuits et conserver une teinte rosée; ces viandes sont ainsi plus tendres, plus savoureuses, plus nourrissantes et surtout plus digestibles. Les viandes blanches et la volaille doivent être au contraire *bien* cuites.

Grillage.—C'est un excellent mode de cuisson, qui se rapproche du rôtissage : bien conduit, il conserve aux viandes toutes leurs propriétés nutritives et leur communique une saveur très-agréable. Le grillage doit toujours être fait à feu vif: quand la viande est cuite d'un côté, on la retourne de l'autre côté; mais il ne faut *jamais* la retourner de nouveau, car on perdrait alors le jus qui s'est accumulé sur le côté supérieur de la viande. Comme pour les rôtis, les viandes rouges doivent être peu cuites, les viandes blanches bien cuites.

Braisage.—Les viandes braisées, ou cuites dans leur jus, constituent encore une bonne préparation, à condition toutefois de faire marcher la cuisson *longtemps* et *lentement*, à petit feu. La viande, imbibée de vapeur ou de jus, cuite doucement, s'attendrit et conserve toute sa succulence et ses principes nutritifs ; mais il faut qu'elle soit *très-cuite;* alors seulement elle est tendre et digestible.

Bouillis. — Les viandes bouillies ont abandonné à l'eau dans laquelle elles ont cuit une très-grande partie de leur saveur et de leurs propriétés nutritives ;

le bouilli vaut en moins tout ce que vaut le bouillon. Le bouilli constitue une pauvre et maigre nourriture, très-peu nourrissante, et dont la fadeur n'est masquée que par divers assaisonnements ou par des sauces. Le goût peut parfois être satisfait, mais l'estomac n'y trouve pas une compensation suffisante pour le travail long et pénible qui lui est imposé.

Hachis.—Les hachis de viandes sont des mets lourds et indigestes. Leur composition est souvent complexe; ils sont habituellement imprégnés de beaucoup de graisse: ne demandant pas à être broyés par les dents, ils sont avalés sans être préalablement mâchés et imbibés de salive; ces raisons suffisent amplement pour en limiter l'usage.

Ragoûts. — Il faut en faire un usage très-modéré, surtout quand la digestion se fait difficilement; ce sont, en effet, des préparations hétéroclytes, où se trouvent mélangées et confondues les substances les plus disparates, noyées dans des sauces plus ou moins compliquées et qui ne peuvent convenir qu'à de bons estomacs.

III. *Préparation des poissons.* — *Cuisson à l'eau de sel.*—On fait cuire le poisson dans de l'eau à laquelle on ajoute une quantité suffisante de sel, des carottes, du cerfeuil et quelques oignons. On sert ensuite ce poisson, accompagné soit d'une sauce blanche, soit d'une sauce à la crème, soit d'une sauce maître-d'hôtel, soit d'une sauce hollandaise.

Court-bouillon.—C'est encore une très-bonne préparation. Le poisson se mange également avec une des sauces indiquées précédemment.

Le poisson cuit à l'eau ou au court-bouillon peut se manger froid avec de l'huile et un peu de vinaigre.

Grillage. — Ce mode de préparation convient surtout à certains poissons : la maître-d'hôtel est alors la meilleure sauce.

Fritures.—Après avoir cuit dans un bain de graisse ou d'huile bouillante, le poisson conserve un léger goût âcre, dont s'accommodent mal un estomac ou des intestins maladifs ; en outre, le poisson frit est imprégné de graisse, ce qui rend encore sa digestion plus difficile.

Les *matelotes*, les *gratins*, les *sauces normande* et *mayonnaise*, le *beurre noir*, les *brandades* et toutes les préparations analogues, avec addition de champignons, d'huîtres ou de moules cuites, de truffes, etc., doivent être réservés aux personnes douées d'un bon estomac.

IV. *Préparation des légumes.* — *Cuisson à l'eau.*—La plupart des légumes se cuisent à l'eau : ce mode de cuisson est excellent, mais il faut qu'il soit fait *à grande eau :* l'eau bouillante brise les cellules fibreuses dans lesquelles est renfermée la fécule des légumes farineux, dissout les mucilages, dilate et ramollit les fibres végétales, dissipe le principe âcre de quelques espèces et rend assimilables les herbes les plus réfractaires aux forces digestives.

Mais cette cuisson à l'eau, si elle ramollit la trame

des légumes et rend leur digestion plus facile, leur enlève en même temps une partie de leur arome et de leurs sucs sapides. C'est pour compenser cet inconvénient qu'on relève le goût des légumes bouillis par divers condiments : par du beurre, ou par des sauces.

Les parmentières gagnent, au lieu d'être cuites dans l'eau, à être placées dans un seau à légumes suspendu dans une marmite où une petite quantité d'eau bouillante entretient un bain de vapeur : cuites ainsi, elles sont meilleures, plus farineuses. Elles sont encore préférables lorsqu'elles ont été cuites au four, ou bien sous la cendre.

Les meilleures sauces à ajouter aux légumes ainsi préparés sont : du beurre très-frais, de la crème, la sauce blanche, la maître-d'hôtel; le jus de viande les rend beaucoup plus nutritifs, puisqu'il leur communique les principes nutritifs de la viande.

Purées.—J'ai déjà indiqué la purée comme étant la manière la plus sûre et la plus facile de rendre tout à la fois très-digestibles et très-nourrissants plusieurs légumes qui, accommodés autrement, seraient lourds, flatulents et indigestes.

Je le répète encore : faites préparer sous forme de purée, avec addition de crème ou de jus de viande, les épinards, la chicorée, les lentilles surtout, les pois, les haricots, les parmentières et les carottes. Ce sont là des aliments qui, accommodés ainsi, sont d'une digestion très-facile en même temps que très-nourrissants, et qui conviennent surtout aux personnes sujettes à la Constipation.

Sautés au beurre, les légumes constituent encore un mets facilement digestible.

Crudités.—Quelques-uns des légumes que je viens de passer en revue se mangent crus : les uns au naturel ou aiguisés de sel, comme les radis, les artichauts, le melon, etc.; les autres en salades, comme la laitue, la chicorée, le cresson, etc. Ces aliments, les salades surtout, tentent habituellement les estomacs sans appétit par leur fraîcheur et leur saveur aigrelette, mais ne se digèrent qu'avec une certaine difficulté.

Fritures. — Les légumes frits, quoiqu'ayant un aspect et surtout un arome très-appétissants, n'en sont pas moins des éponges imbibées d'huile chaude et âcre, éponges que la cuisson a souvent rendues sèches, cassantes, croustillantes et par conséquent indigestes. Les beignets de légumes réunissent les inconvénients des fritures à ceux de la pâtisserie chaude : ce sont donc des mets à interdire aux estomacs fatigués.

V. *Préparation des fruits.* — *Fruits crus, naturels.* — Quand les fruits sont de bonne qualité, qu'ils sont bien mûrs et qu'ils ont tout leur arome et toute leur succulence, ils sont alors d'une digestion facile et peuvent être mangés tels qu'on les cueille.

Je ferai cependant remarquer que quelques-uns, tels que les pêches, les fraises, les framboises, sont bien plus digestibles si on les apprête avec du sucre et un peu de bon vin ou de liqueur.

Fruits bouillis. — Les pruneaux sont presque les seuls que l'on apprête ainsi ; ils jouissent de l'antique réputation, bien méritée d'ailleurs, d'entretenir la liberté du ventre, à condition toutefois de ne pas en faire un usage trop fréquent, car alors le tube digestif s'habituerait à leur action laxative et n'en éprouverait plus aucun effet.

Fruits rôtis.—Les pommes cuites, rôties devant le feu ou dans un four, constituent un mets très-simple, peu coûteux, facile à préparer et cependant très-agréable. On peut le rendre encore plus délicat en y ajoutant un peu de confitures. C'est un mets très-rafraîchissant, d'une digestion très-facile ; les estomacs les plus faibles le supportent très-bien. Je les recommande tout particulièrement aux personnes sujettes à la Constipation.

Marmelades. — Les principales espèces sont celles de pommes, de poires, de prunes, d'abricots, etc. Ce sont d'excellentes préparations, celles de pommes surtout, car la pulpe du fruit a été ramollie par la cuisson et ses acides ont été neutralisés par le sucre dont on se sert pour les apprêter.

Compotes.—Les meilleures sont celles de prunes et d'abricots; il faut cependant en manger modérément, car le sirop dans lequel baignent ces fruits les rend moins digestibles. Les compotes de poires, de pêches, de framboises, sont froides et lourdes; celles de groseilles et de cerises un peu acides.

Confitures.— Ce sont des mets très-délicats, digestibles, mais dont il faut savoir user avec modération.

Si on en mange trop, elles affadissent le goût, rendent la bouche acide et pâteuse, la gorge sèche, et déterminent des aigreurs chez les personnes qui y sont sujettes.—Je recommande surtout les confitures de mirabelles et d'abricots. On les rend plus digestibles et plus délicates, en enlevant leur peau au moment de faire la confiture. — Les gelées de pommes, de coings, de groseilles, sont également d'une facile digestion.

Fruits secs.— J'ai déjà dit, en parlant des prunes, des raisins, des amandes, des noix et des noisettes, que les fruits secs sont des aliments indigestes.

Fruits en beignets. — Les beignets de pommes, de poires, de pêches, d'oranges, d'ananas, etc., sont des mets fort agréables, mais d'une digestion difficile, car le fruit est imbibé d'une graisse âcre, lourde et indigeste.

Fruits confits.—Ces fruits doivent à l'excès du sucre qui les imprégne et à la consistance un peu ferme que leur donne la dessiccation d'être d'une digestion généralement difficile.

VI. *Assaisonnements.*— Les assaisonnements constituent une série d'agents divers, destinés à augmenter ou à corriger la saveur des aliments, à exciter l'appétit, à stimuler les organes et les fonctions de l'odorat, du goût, de l'insalivation et de la chimification stomacale, ...à faciliter enfin le travail de la digestion.

Les assaisonnements sont utiles et même nécessaires, parce qu'ils facilitent la digestion des aliments. Le grand art de la Cuisine est de savoir user des assaisonnements dans de sages proportions, ni trop ni trop peu, et de les combiner ensemble sans que l'un d'eux domine, masque et atténue les autres.

Je crois devoir faire remarquer que :

Les assaisonnements un peu relevés ne conviennent pas aux gens bilieux et à ceux qui sont atteints d'aigreurs ;

Les assaisonnements conviennent au contraire aux sujets un peu lymphatiques, à ceux dont la constitution est molle et les fonctions digestives languissantes;

Les personnes un peu âgées feront bien d'user, avec modération cependant, de la plupart des assaisonnements : elles ont besoin de stimuler doucement leurs fonctions un peu paresseuses.

Sauces. — L'art culinaire, pour réveiller les palais affadis, a singulièrement multiplié le nombre des sauces. Je crois devoir, dans l'intérêt des maux d'estomac, reléguer dans le domaine de la Cuisine sensuelle et indigeste beaucoup de ces préparations succulentes.

Les sauces les plus simples sont les meilleures pour tous les estomacs, surtout pour ceux qui sont maladifs. Je conseille donc instamment de s'en tenir habituellement aux viandes rôties ou grillées, et si, pour varier le régime, on veut les additionner de quelques sauces, je recommande les jus de viande, la sauce blanche, la sauce à la crème, la maître-d'hôtel, la poulette, la hollandaise, la sauce à l'huile.

Les autres sauces, excellentes il est vrai, ne conviennent qu'à de bons estomacs.

---

28. **Demi-diète.** — Je recommande instamment, comme chose essentiellement utile à la santé, de se soumettre à une demi-diète pendant un, deux et même trois jours, s'il le faut, dans les circonstances suivantes :

Quand on ne se sent pas d'appétit depuis quelque temps et que la bouche est pâteuse ;

Quand on a eu une série de dîners en ville, où l'on a mangé plus qu'on ne l'aurait voulu et qu'on se sent l'estomac et les intestins fatigués ;

Quand on est enrhumé ;

Quand on est sous l'influence d'un accès de goutte, de coliques néphrétiques ou hépatiques, de gravelle, de douleurs rhumatismales ou névralgiques ;

Quand on est indisposé, que l'on éprouve un malaise général, etc. ;

Dans tous ces cas, il faut se couper les vivres, mettre de l'eau dans son vin et se mettre, non pas à la diète absolue, mais à une *demi-diète* pendant quelques jours. — Je vous assure que vous vous en trouverez bien.

Le matin et le lendemain, on prendra en se levant une demi-bouteille ou un demi-cruchon d'eau de Sedlitz, ou de Pullna, ou de Friedrichshall.

Aux heures habituelles des repas, on prendra seulement un bouillon, ou bien une soupe aux herbes avec très-peu de pain, puis un peu de pruneaux ou bien une pomme cuite : rien de plus.

Dans l'intervalle des repas on boira, toutes les heures, un verre de l'une de ces boissons, que l'on variera en les alternant : thé très-léger; tisanes de tilleul, ou de violette, ou de chiendent; pomme cuite dans un litre d'eau avec une pincée de queues de cerises; limonade d'orange et citron; eau de Contrexéville, de Vals, de Vichy. Si l'on en éprouve le besoin, on pourra prendre quelques tasses de bouillon, froid surtout.

Autant que possible, on gardera la chambre, à moins que l'on n'ait un jardin à proximité pour s'y promener.

MALAISES DIVERS

Le Tempérament est une manière d'être, constante et habituelle, compatible avec la santé, résultant d'une diversité de proportion ou d'énergie entre les parties constituantes de notre organisme, et qui imprime à tout notre être, à toutes nos fonctions, à notre caractère et surtout à toutes nos maladies, une physionomie particulière.

Il arrive très-souvent, — *et c'est là l'origine de presque toutes nos maladies,* — que les désavantages du tempérament que l'on a s'exagèrent, et il survient alors progressivement un état maladif plus ou moins prononcé, correspondant à chaque tempérament. Ainsi :

Le *tempérament sanguin*, s'exagérant, donne lieu d'abord au *Malaise sanguin* (page 107) et prédispose à la goutte, à la gravelle, aux calculs urinaires, aux congestions des poumons et du cerveau;

Le *tempérament anémique*, s'exagérant, donne lieu au *Malaise anémique* (page 112), puis à l'anémie, à la chlorose, à un appauvrissement du sang et à un affaiblissement progressif de l'individu qui le livrent sans défense, sans résistance vitale, à toutes les causes de maladies;

Le *tempérament nerveux*, s'exagérant, donne lieu d'abord au *Malaise nerveux* (page 118) et prédispose aux gastralgies, aux migraines, aux névralgies, en un mot, à toutes les maladies nerveuses;

Enfin, le *tempérament bilieux*, s'exagérant, donne lieu au *Malaise bilieux* (page 125), puis aux diverses maladies biliaires, engorgements, jaunisse, coliques hépatiques, maladies organiques du foie.

Ce sont ces Malaises, ces états maladifs, qu'il faut surtout combattre *dès le début*, afin de ne pas donner à la maladie le temps de se développer. Il est en effet bien plus facile et bien plus sûr de guérir le mal, lorsqu'il n'existe encore qu'à l'état de *malaise*, que lorsqu'il est arrivé à l'état de maladie.

29. **Malaise sanguin.** — On donne le nom de *Malaise sanguin* ou de *Pléthore* à l'exagération du tempérament sanguin, c'est-à-dire à un état caractérisé par la surabondance du sang, sa nature trop riche, son épaississement, son échauffement, son âcreté, son agitation, son défaut d'équilibre, annon-

çant un excès de tonicité générale, une exaltation des forces vitales et une disposition permanente à un état inflammatoire.

Causes. — Les circonstances qui développent le Malaise sanguin sont : le tempérament sanguin; l'âge moyen de la vie; les professions sédentaires de la vie civile, celles qui exigent un travail assis dans des pièces peu aérées et où règne une température trop chaude; le défaut d'exercice habituel; un régime ordinaire trop substantiel, trop succulent, l'usage habituel de vins généreux et de boissons spiritueuses; la suppression de quelque évacuation naturelle ou accoutumée, telle que celle des règles ou d'un flux hémorrhoïdal, etc.

Symptômes. — On reconnaît le Malaise sanguin à l'ensemble des signes que voici :

Santé florissante et robuste embonpoint. Fermeté des chairs. Teint rouge et même empourpré, ou plein d'une certaine animation. Pouls plein, large, ample; battements du cœur énergiques. Bon appétit, digestion facile; sommeil plus paisible et plus profond dans une température douce que dans une température chaude : celle-ci même cause assez souvent de l'agitation. Pesanteur des membres, qui s'engourdissent facilement; paresse pour se livrer à tout exercice musculaire, à toute promenade un peu longue, et prompte lassitude avec sentiment de courbature. Sueur facile, même pour un léger travail ou une course un peu rapide.

Déjà, dans ce tableau, ce ne sont plus les signes

d'une parfaite santé. Après ces préludes, qui peuvent subsister pendant un temps très-long, apparaissent divers états morbides plus prononcés :

Le sang afflue en trop grande quantité vers le cerveau ou vers les poumons. De là la somnolence, les étourdissements, les vertiges, l'essoufflement, que l'on observe si souvent; la pesanteur de tête, la difficulté de se livrer à tout travail qui demande une attention longtemps soutenue; les étourdissements et les vertiges quand, étant baissé, on se relève brusquement; les tintements et bourdonnements d'oreilles, de temps en temps; les bouffées de chaleur au visage. En outre, les Malades éprouvent assez souvent un sentiment d'ardeur intérieure, de lassitude, de courbature, d'anxiété, de malaise; quelquefois des douleurs vagues dans les membres et surtout dans les articulations, avec engourdissements et fourmillements. Disposition continuelle à l'assoupissement, surtout après les repas. Sommeil profond, prolongé, quelquefois agité et interrompu par des rêves pénibles. Urines échauffées, peu abondantes, répandant une forte odeur, très-colorées et teignant même le vase qui les reçoit; quelquefois dépôt rougeâtre au fond du vase. Constipation habituelle, ou tout au moins selles peu abondantes et habituellement difficiles.

Lorsque le sang est trop épais, c'est-à-dire quand il ne s'est pas débarrassé dans les intestins des détritus organiques, des âcretés et des humeurs qu'il contient, il circule difficilement. C'est alors qu'il se forme des congestions, puis des stagnations, puis des engorgements.

S'il se fixe à la tête, il dispose particulièrement aux vertiges, aux étourdissements avec trouble plus ou moins marqué des facultés intellectuelles, à l'assoupissement, aux saignements de nez, à l'apoplexie.

Se fixant sur la poitrine, il produira de la chaleur, des crachements de sang, des oppressions, des palpitations, et disposera aux maladies des poumons et du cœur.

Vers le bas-ventre, il déterminera des embarras dans les viscères, des inflammations, des obstructions, des engorgements abdominaux.

S'il circule difficilement dans les membres, surtout dans les jambes, il donnera lieu à des engourdissements, des lassitudes, des fourmillements, des varices.

Hygiène. — L'Hygiène offre de précieuses ressources pour conjurer les diverses maladies auxquelles sont exposées les personnes pléthoriques ou sanguines. Étant plus sujettes que les autres au refroidissement, elles devront se préserver avec soin du froid, de l'humidité, des variations brusques de température. Un des meilleurs moyens de se mettre à l'abri des refroidissements, des rhumes ou des douleurs, c'est de porter un gilet et un caleçon de flanelle.

Il est surtout de première nécessité de prendre beaucoup d'exercice. Sans cela, le Malaise sanguin ira toujours en s'aggravant, et alors gare à la congestion cérébrale !

Les veilles prolongées sont nuisibles aux gens bien portants, à plus forte raison aux gens sanguins; les veilles fatiguent beaucoup, parce qu'elles surexcitent le système nerveux et déterminent un échauffement qui se traduit par une chaleur sèche de la peau, des urines chargées, une diminution d'appétit, un malaise général. — Un sommeil doux, tranquille, d'une durée de sept à huit heures et pris à des heures aussi régulières que possible, est donc de beaucoup préférable.

Les gens sanguins doivent éviter les fatigues d'esprit trop considérables, car la méditation soutenue et prolongée diminue l'activité de toutes les fonctions en absorbant tout le fluide nerveux au profit du cerveau.

Les passions tristes, les chagrins profonds, les préoccupations vives, les peines morales et affectives, les contrariétés, produisent cet effet et agissent de la même facon avec plus d'énergie encore. Je sais bien qu'il n'est pas à la disposition du Malade d'échapper à cet ordre de causes; il n'est pas toujours possible de se distraire, de s'égayer, quand on a de légitimes sujets de chagrin ou d'ennui : c'est alors qu'un peu de philosophie est vraiment utile.

Régime. — Beaucoup de gens sanguins aggravent leur état par la façon dont ils vivent. Étant généralement assez gourmets et doués d'un excellent appétit, ils s'adonnent trop volontiers au plaisir de la table :

aussi cette bonne chère habituelle, en leur faisant un sang trop riche, augmente la fréquence des malaises.

Il est donc absolument nécessaire qu'ils s'astreignent à un régime rafraîchissant, moins sévère d'ailleurs qu'il ne le semble au premier abord : potages maigres plus souvent que gras, peu de viande, du poisson, beaucoup de légumes herbacés et de fruits, peu de vin pur et de liqueurs. (Voir, pour plus de détails, le chapitre *Régime.*) — C'est à eux surtout qu'il faut dire : « On doit manger pour vivre, et non pas vivre pour manger. »

Traitement. — Voir le chapitre : *Comment on peut rétablir sa santé* (page 134).

30. **Malaise anémique.** — Je donne le nom de *Malaise anémique* à un état maladif caractérisé par un appauvrissement du sang plus ou moins prononcé, par la pâleur de la peau, la flaccidité des chairs, la langueur dans l'attitude et dans tous les mouvements, la fatigue déterminée par les moindres exercices physiques ou travaux intellectuels, l'excès de sensibilité au froid, la lenteur des digestions, enfin par un affaiblissement général de toutes les fonctions.

Causes. — Il surviendra toujours de l'anémie toutes les fois que l'on perdra fréquemment du sang, ou que l'on sera pendant quelque temps dans des conditions susceptibles d'appauvrir le sang. — Les règles trop abondantes, les pertes auxquelles sont sujettes certaines femmes, des saignées trop copieuses et trop répétées, ou l'application trop fréquente de sangsues; des plaies, des opérations, etc., déterminent directement une diminution et un appauvrissement du sang.

Il est d'autres causes qui s'opposent à ce que les pertes incessantes, que le sang fait chaque jour, soient complétement réparées : dans ce cas se trouvent les personnes qui n'ont pas toujours une nourriture suffisamment substantielle, qui mangent rarement de la viande, ne boivent que de l'eau ou de la petite bière; tels sont aussi les convalescents, qui ont besoin de réparer les pertes éprouvées pendant une longue maladie, et que l'on soumet trop longtemps à une diète sévère.

Il arrive assez souvent qu'une maladie quelconque de l'estomac, en nuisant à la digestion, s'oppose à ce que les aliments fournissent au sang tous leurs matériaux réparateurs.

Beaucoup de personnes, occupées à des travaux sédentaires, ou menant une vie inactive, s'affaiblissent et deviennent anémiques, par suite de la diminution du travail d'assimilation et de désassimilation, et de la langueur de la circulation que détermine fatalement l'inaction.

Enfin les affections morales vives, surtout les passions tristes, dites concentrantes ou dépressives, peuvent épuiser les forces nerveuses. C'est alors que, la circulation et la nutrition venant à languir, le sang s'appauvrit peu à peu.

Toutes les fois que le sang aura été appauvri par une ou plusieurs des causes que je viens d'énumérer, alors seront rompus cette pondération et cet équilibre entre le sang et les nerfs, entre la force d'assimilation et les phénomènes nerveux.

Plus, en effet, le système sanguin, plus l'appareil musculaire, plus la force plastique ont de développement et d'activité...., plus le système nerveux et les actes qui en émanent sont fixes, silencieux, réguliers, coordonnés.

Plus, au contraire, le système nutritif et les phénomènes végétatifs sont pauvres et languissants, plus la quantité du sang est diminuée, plus ce liquide est dépouillé, par une des causes ci-dessus indiquées, de ses parties organisables et réparatrices, plus l'appareil musculaire est affaibli..., plus aussi les phénomènes nerveux sont mobiles, exaltés et irréguliers.

Car, dans la machine humaine, la force et la puissance naissent de l'harmonie dans les fonctions; la faiblesse et l'impuissance, du défaut d'équilibre.

Symptômes. — Le Malaise anémique se résume en trois symptômes principaux : appauvrissement du sang, troubles nerveux, affaiblissement.

Les battements du cœur sont moins énergiques et s'accompagnent d'un bruit de souffle que l'on entend quand on ausculte la poitrine; des palpitations plus ou moins pénibles se produisent par le fait d'une marche précipitée ou d'une émotion un peu vive; il survient quelquefois des pertes de connaissance.

Le pouls est faible, mou, dépressible. Le réseau des capillaires recevant un sang pauvre en albumine et en globules rouges, la peau de la figure et de tout le corps est pâle; par la même raison, on se refroidit très-aisément. Les muqueuses des lèvres et des yeux sont également d'un rose pâle. Les veines se dessinent nettement en bleu sous la peau.

L'appauvrissement du sang ne tarde pas à être suivi de troubles nerveux divers: les Malades sont tristes, abattus, mélancoliques; leurs facultés intellectuelles languissent. Ils cherchent le repos; les moindres exercices, la promenade elle-même, leur sont pénibles et suivis de palpitations, d'essoufflement. Ils éprouvent assez souvent des vertiges, des troubles de la vue, des maux de tête, des migraines. Le sommeil est léger et souvent troublé par des rêvasseries.

Outre ces symptômes nerveux, il survient presque toujours des troubles dans les fonctions des divers organes: la respiration s'accélère par le moindre mouvement; on observe très-souvent une petite toux sèche sans crachats; l'appétit est capricieux; la digestion est lente, pénible, et s'accompagne souvent soit de gaz et d'un sentiment de pesanteur et de plénitude, soit de crampes et de tiraillements douloureux; il y a souvent des coliques; la Constipation existe presque toujours; les urines enfin sont peu colorées.

Chez les femmes, les règles sont irrégulières et pâles; il existe presque toujours des flueurs blanches.

Cet appauvrissement du sang, cet affaiblissement général, ce Malaise anémique, constituent un état beaucoup plus grave qu'on ne le croirait au premier abord. Cette gravité tient à ce que ce Malaise livre sans défense l'organisme affaibli à toutes les causes de maladies qui nous environnent, car cet organisme, ainsi appauvri, ne trouve pas en lui des forces vitales suffisantes pour y résister.

Hygiène. — Il faut mettre en œuvre tous les moyens que possède l'Hygiène pour tonifier et fortifier la constitution. Les fortifiants hygiéniques doivent occuper le premier rang, car ils ont une influence puissante et incontestable sur l'économie tout entière. Ces moyens hygiéniques, ce sont: le soleil, l'air pur, beaucoup d'exercice, la gymnastique bien dirigée, un régime tonique et substantiel, les bains de rivière et les bains de mer, l'hydrothérapie.

Si les Malades occupent un logement mal aéré, ils devront faire en sorte de changer d'appartement, ou, s'il se peut, d'aller habiter la campagne ; et même, si cela est en leur pouvoir, ils feront mieux encore d'aller habiter ou d'aller passer quelque temps dans un port de mer. Là, l'air est pur, ventilé, rafraîchi par la brise. Outre sa pureté plus grande, il est chargé de principes salins que le vent enlève à la poussière aqueuse que produisent les vagues en se brisant sur la plage. Il en résultera une stimulation très-favorable de la digestion et de la respiration. Ils essayeront de prendre quelques bains de mer, mais ils ne feront que recevoir la lame. Si ces bains les fatiguent, ils s'en abstiendront, et se contenteront de bains d'air et de soleil.

On essayera de faire de l'Hydrothérapie ; on se contentera de prendre des douches en pluie froide dont la durée ne dépassera pas une demi-minute. Après la douche, on se fera essuyer rapidement avec des linges un peu rudes, de façon à faire rougir un peu la peau et à la réchauffer, et l'on fera immédiatement une petite promenade en marchant un peu vite.

On fera en sorte de faire tous les jours une ou deux promenades à pied en plein air ; on les fera tous les jours un peu plus longues, sans cependant se fatiguer. Si on le peut, on essayera de faire de la gymnastique, non pas de la gymnastique de tours de force, mais les exercices dits du plancher, qui ont pour effet de développer progressivement la vigueur musculaire.

Régime. — Régime fortifiant, mais non excitant, composé principalement de viandes rôties ou grillées et d'un peu de vin généreux. (Voir pour plus de détails l'article *Régime.*) — Afin d'augmenter l'appétit, on prendra, une demi-heure avant chaque repas, une cuillerée à potage de vin de quinquina. — Afin de faciliter la digestion, on prendra, après chaque repas, une tasse à café de tisane *très-chaude* de coriandre avec deux cuillerées à café de liqueur de la Chartreuse.

Traitement. — Voir le chapitre : *Comment on peut rétablir sa santé* (page 134).

Outre ce Traitement, les Femmes chlorotiques, c'est-à-dire atteintes de pâles couleurs, auront recours aux *ferrugineux*, qui ont pour but de rendre au sang le fer et surtout les globules rouges qui lui manquent. Sous l'influence des ferrugineux, il se fait dans l'intérieur de l'économie je ne sais quelle opération de Chimie vivante, jusqu'à ce jour inexpliquée, et qui a pour résultat de vivifier le sang. On fera donc usage, en mangeant, d'eaux minérales *ferrugineuses*, telles que Spa, Bussang, Orezza, Forges, etc., ou bien d'eau ferrée (une poignée de clous dans une carafe).

31. **Malaise nerveux.** — Il est peu d'états plus pénibles que le Malaise nerveux. Si ceux qui tournent en ridicule les personnes qui en sont tourmentées, les appelant *Malades imaginaires*, venaient à ressentir de pareils maux, ils reconnaîtraient qu'on ne saurait trop les plaindre.

Causes. — Les fonctions les plus nobles et les plus importantes de notre organisme sont celles qui établissent des relations entre notre être et tout ce qui nous environne, fonctions qui s'exécutent par l'intermédiaire des nerfs et du cerveau. Les états maladifs qui peuvent troubler, intervertir, ou altérer diversement ces relations, sont donc d'un bien puissant intérêt pour l'observation du Médecin. Personne ne peut contester l'influence suprême du système nerveux sur tous les phénomènes de l'économie vivante. Aussi retrouve-t-on sous cette même influence le principe d'un très-grand nombre de maladies, surtout chez les Femmes.

C'est donc à la considération des phénomènes nerveux que doivent se rattacher les vues essentielles de toute espèce de traitement chez les Femmes; c'est sur une connaissance très-approfondie du système nerveux, et des forces vitales qui en sont dépendantes, que le Médecin doit établir les bases de son traitement. Que d'accidents peuvent résulter de l'ignorance de ces indications! Les maladies, étant mal dirigées, perdent leur type naturel : de simples qu'elles étaient, elles deviennent composées; de bénignes, elles deviennent chroniques. La science du cerveau, des nerfs et de leurs facultés, est, comme on l'a dit avec raison, la clef de la Médecine.

Si l'on se persuadait combien les causes des maladies nerveuses sont variées, on examinerait, on questionnerait les Malades avec beaucoup plus de patience et d'intérêt, de discrétion et de soins, qu'on ne le fait communément, et l'on ne manquerait pas de découvrir le principe et la véritable nature de ces affections.

Les circonstances qui développent et aggravent le Malaise nerveux sont: la vie sédentaire; les aliments échauffants, toutes les boissons spiritueuses, le thé, le café; les plaisirs sensuels portés à l'excès; les fortes émotions morales, les passions vives; les peines de cœur; la jalousie, et, en général, toutes les affections pénibles de l'âme, vives et contenues; les soucis domestiques, les chagrins, les peines ; la perte d'une personne aimée ; des revers de fortune, des ambitions déçues, agissent encore dans le même sens.

Les maladies nerveuses sont beaucoup plus communes aujourd'hui qu'autrefois. Les motifs paraissent en être dans les progrès de la civilisation, la succession des révolutions, la mobilité extraordinaire des fortunes, l'activité vertigineuse que déploient tant de personnes pour s'enrichir rapidement, la fièvre des spéculations hasardeuses, etc.

Symptômes. — Le Malaise nerveux est essentiellement caractérisé par une sensibilité et une impressionnabilité excessives et une très-grande irrégularité dans l'exercice des fonctions.

On peut être d'ailleurs éminemment nerveux sans avoir jamais éprouvé de ces mouvements convulsifs appelés *attaques de nerfs*.

Les personnes atteintes de Malaise nerveux présentent ordinairement les caractères suivants : stature grêle, cheveux bruns ou noirs, yeux grands et langoureux dans la jeunesse et sombres dans un âge plus avancé, teint sans fraîcheur. Les Femmes ont la peau belle, mais sèche ; leur air annonce la nonchalance dans tout ce qu'elles disent ou ce qu'elles font. Les Hommes, au contraire, présentent une certaine vivacité, avec une impatience extrême, mettant de la promptitude dans toutes les actions qui ne demandent pas beaucoup de force et de constance. Cet état maladif domine surtout dans les grandes villes, principalement chez les Femmes.

Les personnes nerveuses sont plus souffrantes l'été et l'automne, et par les variations subites de température; le grand froid irrite aussi leurs nerfs. Les boissons acides, le vin blanc, les boissons aromatiques, telles que le thé et le café, occasionnent quelquefois des tremblements, des spasmes, des malaises, une agitation intérieure indéfinissable. Les brouillards donnent la migraine; les temps pluvieux oppressent et ôtent l'appétit; les temps orageux font éprouver une anxiété inexprimable.

Le Malaise nerveux est en général caractérisé par les symptômes les plus bizarres et les plus mobiles, sous l'influence des plus légères causes morales. Coloration irrégulière des joues; la figure tantôt très-animée, tantôt défaite, abattue, toute décomposée.

Assez souvent on a la tête brûlante et douloureuse; on ressent des bouffées de chaleur, ou l'on éprouve une sensation de froid. Quelques personnes éprouvent des migraines plus ou moins vives, qui donnent lieu à des sensations douloureuses très-variées: les unes éprouvent une douleur comparable à celle que produirait un clou qu'on enfoncerait dans la tête, ou bien le crâne semble accablé sous le poids d'une calotte de plomb, ou bien comprimé latéralement comme dans un étau; la peau de la tête devient parfois si sensible, que les Malades disent ressentir de vives douleurs dans les cheveux. Certaines personnes éprouvent quelquefois un sentiment de bouillonnement dans l'intérieur du crâne, ou bien des battements, ou un bruit comparable au son d'une cloche, ou bien un sentiment de vide.

Alternatives de froid, de chaud, en divers endroits du corps; insomnie, ou sommeil agité, peu réparateur; rêves tristes et pénibles; idées sombres et chimériques, crainte continuelle de la mort; éblouissements, étourdissements, vertiges, sifflements, bourdonnements, tintements d'oreilles; assoupissements.

Les personnes nerveuses ont en général la peau sèche, sans transpiration; une lumière trop vive, le bruit, la musique, certaines odeurs, les incommodent, à cause de la sensibilité très-grande des organes des sens; le moindre bruit les fait tressaillir, les agace, les importune. Le froid et la chaleur font sur elles les plus vives impressions; elles sont également très-sensibles à l'état électrique de l'atmosphère et aux variations brusques de température.

Des douleurs de diverse nature se font sentir durant le cours d'une même journée, d'une même heure, dans les parties les plus opposées : sentiment de lourdeur, d'inquiétude, de lassitude, de pesanteur dans les bras et surtout dans les cuisses et les jambes; craquements dans les articulations; picotements et démangeaisons par tout le corps; chaleur aux pieds et aux mains; crampes, tremblements, fourmillements, engourdissements; constrictions spasmodiques dans la poitrine. Sensation d'une boule qui part du bas-ventre et remonte dans le gosier; certaines personnes croient sentir dans le gosier un morceau de pomme ou de chair.

Bouche pâteuse, mauvaise; langue couverte d'un enduit muqueux, surtout le matin; appétit très-variable, capricieux; salivation, quelquefois abondante; gêne et sentiment de plénitude et de pesanteur après les repas, avec gonflement de l'estomac et du ventre, et besoin de se desserrer; dégagements de gaz ou de vents, dont la sortie débarrasse beaucoup. Les divers malaises de l'estomac sont en général plus prononcés à jeun, ou plusieurs heures après les repas, car le fait de manger les modère pour quelque temps; urines ordinairement pâles et limpides.

Il existe le plus souvent une Constipation habituelle, ou plus ou moins fréquente.

Beaucoup de personnes, dans un pareil état, conservent cependant de la fraîcheur, ont la figure animée et toute l'apparence de la santé. C'est ce qui fait qu'on les plaisante quand elles se plaignent, et qu'on ne commence à ajouter foi à leurs maux, que quand leur embonpoint diminue, que leur teint pâlit et que toutes les fonctions deviennent languissantes.

Souvent alors des palpitations de cœur se font sentir, empêchent de se coucher sur le côté gauche et viennent parfois interrompre le sommeil; elles se manifestent à la plus légère émotion et par le fait de courir ou de monter; elles augmentent par toutes les impressions vives et toutes les affections morales. Le pouls est extrêmement variable et inégal.

Chez les Femmes, on observe très-souvent une irrégularité notable des règles : le sang en est peu coloré; très-souvent il y a des flueurs blanches.

Plusieurs personnes ont une petite toux sèche, des bâillements, des hoquets, un état spasmodique du larynx; plusieurs éprouvent quelquefois des défaillances subites, comme si la vie allait les abandonner.

Si l'on envisage sous le rapport moral les personnes souffrant de Malaise nerveux, on trouve qu'elles sont irascibles, difficiles à vivre ; généralement tristes, inquiètes, irrésolues; très-mobiles et très-changeantes dans leurs inclinations, leurs goûts, leurs affections; des pleurs sans motif, succédant quelquefois à de folles envies de rire; souvent elles voient tout en noir et s'ennuient, tout en se trouvant au sein de la fortune et de ce qui peut assurer la félicité domestique; d'autres personnes sont rêveuses, concentrées, n'épanchant aucun de leurs sentiments, aucune de leurs sensations; la plupart enfin offrent une variabilité d'humeur, et surtout une sensibilité et une impressionnabilité excessives.

Régime et Hygiène. — Les personnes nerveuses sont plus ou moins faibles et anémiques : c'est pourquoi je les engage vivement à observer les prescriptions et les conseils que j'ai donnés à propos du Malaise anémique (page 116) et qui se résument en ceci :

Fortifier la constitution par un ensemble de moyens toniques et reconstituants, dont on graduera avec soin la puissance afin que l'on puisse les supporter; — régime alimentaire fortifiant, dont on s'efforcera d'assurer la tolérance par les divers moyens qui donnent de l'appétit et facilitent la digestion; — promenades fréquentes, à pied et en plein air, en ayant soin d'en augmenter progressivement la longueur; — frictions sèches sur tout le corps, en se levant ou en se couchant; — bains de mer, si on peut les supporter, ou seulement se borner à se promener sur le rivage et à respirer ainsi l'air vivifiant de la mer; — douches en pluie, ne durant pas plus d'une demi-minute, et suivies de frictions avec un linge un peu rude.

Traitement. — Voir le chapitre : *Comment on peut rétablir sa santé* (page 134).

32. **Malaise bilieux.** — Le Malaise bilieux est dû à un Engorgement du foie, qui résulte lui-même d'une surabondance et d'un épaississement de la bile. Ce Malaise a sa cause première dans l'activité du foie, qui sécrète une trop grande quantité de bile, laquelle en outre contient une trop grande proportion de cholestérine et de sels minéraux. Il en résulte que la bile, épaissie et trop abondante, circule difficilement dans les canaux du foie et les engorge.

Causes. — Le Malaise bilieux existe surtout dans les pays où règne habituellement une température trop chaude, en Espagne, en Italie, et surtout en Amérique; en France, ce malaise est causé par une température chaude et humide durant quelque temps; par des aliments échauffants, des aliments gras, l'excès de vins généreux et de boissons spiritueuses pendant les chaleurs de l'été; par une vie trop sédentaire; par le défaut de distraction et de gaieté; par les ennuis, les affections morales tristes; par les emportements de la colère et des sujets fréquents de contrariété : ce n'est pas sans raison que l'on dit alors que « l'on se fait de la bile ».

Symptômes. — Les signes qui annoncent que l'on est tourmenté par la bile sont : une légère teinte jaunâtre de tout le corps, teinte qui est plus sensible dans le blanc des yeux, au contour des lèvres et des ailes du nez; dégoût pour les aliments, surtout pour les viandes et tout ce qui est gras; la graisse et le beurre, pris en trop grande quantité, dérangent les digestions et causent souvent des débordements de bile; soif plus ou moins vive, désir de boissons froides et des acides. Bouche amère le matin; langue couverte d'un enduit jaunâtre, qui se renouvelle peu de temps après qu'on l'a enlevé; dégagements de beaucoup de vents, hoquets; rapports, avec sentiments d'aigreurs, de goût de soufre ou d'œufs gâtés; perte d'appétit; cependant on croit quelquefois avoir de l'appétit, on mange avec plaisir; mais, bientôt après le repas, on ressent de la pesanteur et du gonflement au creux de l'estomac, la moindre pression y fait naître une certaine sensibilité; il y a parfois une douleur vive et brûlante; nausées ou vains efforts pour vomir, ou bien vomissements de matières très-amères, d'un jaune verdâtre; quelquefois toux sèche qui augmente après avoir mangé, avec une certaine oppression et malaise vers l'estomac. Pouls ordinairement fort, large, fréquent. Sommeil souvent agité par des rêves pénibles.

La peau est sèche, avec sentiment de chaleur âcre et brûlante au toucher; démangeaisons par tout le corps; éruptions assez fréquentes de feux ou de boutons au visage, et même de clous en diverses parties du corps. De temps en temps, courbature, faiblesse, douleurs générales, avec brisement dans les membres et les articulations; mouvements lents et pénibles, lassitude dans les reins et aux genoux; inquiétude et malaise général; mauvaise humeur, tristesse, anxiété. Douleurs de tête, au front et au-dessus des yeux; vertiges, tintements d'oreilles; assoupissement après les repas; retour plus fréquent des migraines chez ceux qui y sont sujets.

Je crois que la Migraine a souvent sa source dans les intestins, et dépend d'une bile âcre qui s'y amasse et s'y corrompt. Ce qui me le fait croire, c'est que des purgations légères et souvent répétées calment les Migraines et en rendent le retour de moins en moins fréquent.

Sentiment de plénitude dans la région du foie et de l'estomac, qui est un peu gonflée, douloureuse; coliques, chaleurs, gargouillements et borborygmes dans le ventre. Irrégularité dans les selles qui, pendant plusieurs jours, sont claires, abondantes, jaunes, verdâtres, brunâtres, et sont ensuite remplacées par une Constipation opiniâtre. Les urines sont le plus souvent épaisses, fort colorées, avec un dépôt qui s'attache aux parois du vase.

Le Malaise bilieux est un acheminement naturel à toutes les maladies du foie : hépatite, cirrhose, engorgement du foie, calculs et coliques hépatiques, débordements de bile.

Le Malaise bilieux est, en outre, la cause la plus commune des diverses maladies de peau auxquelles on donne le nom de *Dartres :* cela tient à ce que la bile, circulant difficilement dans les canaux biliaires engorgés, n'est pas entièrement séparée par le foie de la masse du sang, auquel elle communique ainsi une certaine acrimonie.

Hygiène et Régime. — Outre les lois générales de l'Hygiène et du Régime, les personnes tourmentées habituellement par la bile suivront un régime rafraîchissant, composé surtout de légumes et de viandes blanches peu chargées de graisse; elles pourront assaisonner leurs mets d'un peu de jus de citron; elles mangeront beaucoup de fruits; elles éviteront tous les aliments gras, les mets échauffants, le vin pur et les liqueurs.

Traitement. — En présence d'un pareil état, les indications sont formelles : il faut rendre la bile plus aqueuse, plus fluide, et en favoriser l'évacuation.

On rendra la bile plus aqueuse et plus fluide en prenant les eaux de Vichy, en bains et en boisson, soit que l'on vienne passer une saison à Vichy, soit que l'on suive le traitement thermal chez soi. La source de la Grande-Grille ayant une action toute spéciale sur l'appareil biliaire, on choisira surtout ses Eaux. En suivant le traitement de Vichy, l'eau alcaline que l'on boit passe dans le sang et en partie dans le foie : cette eau rend la bile plus aqueuse, et les alcalins qu'elle contient dissolvent la cholestérine et les sels minéraux de la bile, et la rendent moins visqueuse et plus fluide.

On favorisera l'évacuation de la bile par l'usage de mes Dragées, et en suivant les indications données au chapitre : *Comment on peut rétablir sa santé* (page 134).

33. **Constipation**. — De toutes les infirmités auxquelles est sujette l'Humanité, la Constipation habituelle, ou Échauffement, est bien certainement la plus fréquente, la plus désagréable, la plus tenace et celle qui exerce l'influence la plus fâcheuse sur le reste de l'organisme.

Causes. — La fréquence de la Constipation et ses effets nuisibles sur la santé dépendent de ce que :

1° Les causes qui peuvent, immédiatement ou bien à plus ou moins longue échéance, déterminer des troubles fonctionnels dans nos organes digestifs, sont très-nombreuses et de nature très-diverse; mais la cause la plus fréquente de toutes est la vie sédentaire, l'habitude ou l'obligation professionnelle de rester assis longtemps de suite : cette cause est connue de tous ceux que leur profession cloue sur leur siége pendant de longues heures.

2° Quand les intestins commencent à mal fonctionner, nous ne savons pas *bien vivre*, c'est-à-dire bien régler le nombre, la distribution, l'importance de nos repas, et surtout choisir les aliments les mieux appropriés à notre âge, à notre tempérament, à notre genre de vie et au trouble de nos fonctions intestinales.

3° Nous négligeons trop souvent de suivre les règles les plus importantes de l'Hygiène (nous en moquant même), omissions qui finissent tôt ou tard par porter une atteinte plus ou moins sérieuse à notre santé.

4° Enfin, nous ne nous préoccupons pas assez de ces irrégularités des fonctions intestinales; nous n'y attachons aucune importance; nous négligeons de régulariser cet acte, sans importance à nos yeux, et nous laissons ainsi la Constipation prendre droit de domicile et exercer sa lente, mais funeste influence sur l'ensemble de notre organisme.

Ses conséquences. — Si la Constipation ne constituait qu'une incommodité, ce serait déjà beaucoup trop; mais, quand elle devient habituelle, elle ne tarde pas à exercer de fâcheux effets sur le reste de l'organisme, et même quelquefois à altérer sérieusement la santé.

Chez les Femmes, la Constipation est très-fréquente, ce qui dépend de leur vie généralement sédentaire, du peu d'exercice qu'elles prennent, du sentiment de pudeur qui leur impose une retenue quelquefois pénible. L'accumulation habituelle de matières dans le rectum et la congestion sanguine qui en résulte finissent à la longue par déterminer dans l'utérus, qui est accolé au rectum, un afflux de sang permanent : cette congestion habituelle finit presque toujours par se transformer en engorgement utérin, lequel produit à son tour des flueurs blanches et des troubles ou irrégularités dans les époques.

Les perturbations de cet organe si important ne tardent pas à retentir sur l'organisme tout entier :

1° Sur l'estomac, qui bientôt fonctionne mal;

2° Sur le cœur et la circulation du sang : de là résultent des palpitations, des bouffées de chaleur, des rougeurs à la face et surtout au nez;

3° Sur le système nerveux, ce qui occasionne des névralgies, des migraines, et même une excitabilité et une irritabilité de caractère inconnues auparavant.

Chez les Enfants, la Constipation est relativement rare; mais les Mères doivent veiller à ce que les garde-robes soient régulières, journalières, car l'accumulation de matières dans les intestins détermine facilement chez les jeunes enfants de l'agitation, des pleurs, des cris, souvent de la fièvre et même quelquefois des convulsions.

Chez les Hommes, la Constipation résulte presque toujours, soit de la vie sédentaire, soit de l'abus des vins généreux et d'une nourriture trop substantielle ou trop échauffante. Ses effets sont moins fâcheux chez l'homme que chez la femme; cependant elle occasionne très-souvent, par le seul fait du voisinage, une congestion habituelle et, à la fin, un engorgement de la prostate, qui produit à son tour une difficulté d'uriner et des altérations consécutives dans la composition de l'urine.

Il est rare que l'accumulation des matières, leur augmentation de volume, la difficulté de leur expulsion, ne produisent pas des hémorrhoïdes qui, à leur tour, entretiennent la Constipation. Les efforts d'expulsion produisent assez souvent des fissures à l'anus (caractérisées par une sensation de brûlure au moment des garde-robes), et quelquefois même des fistules, consécutives aux petits abcès occasionnés par l'inflammation de la région anale.

Outre ces effets de voisinage, je dois signaler les engorgements du foie, la rougeur de la face, la sensation de lourdeur et même une légère douleur de tête habituelle ; une somnolence difficile à surmonter après les repas, surtout si l'on reste assis et immobile, entendant parler un orateur ; la difficulté de se livrer à un travail intellectuel sérieux, surtout le soir. Enfin la Constipation modifie le caractère de l'homme, le rend excitable, irascible, difficultueux en affaires, et, comme l'on dit, grincheux.

Régime, Hygiène et Traitement. — La Constipation habituelle produisant un état de gêne plus ou moins pénible, et étant surtout une cause incessante de malaises qui finissent par compromettre sérieusement la santé, il faut à tout prix la faire cesser. On s'en guérira *certainement* et l'on en préviendra le retour :

En observant les lois générales de l'Hygiène

(pages 5 à 57), et surtout en prenant le plus possible d'exercice;

En suivant un Régime rafraîchissant, se guidant pour cela sur les nombreuses indications que j'ai données sur les divers aliments (pages 58 à 105);

Enfin et surtout en faisant usage de mes Dragées purgatives, mais en ayant soin de se conformer pour cela aux diverses prescriptions que je vais donner au chapitre : *Comment on peut rétablir sa santé* (p. 134).

COMMENT
ON PEUT RÉTABLIR SA SANTÉ

34. **Le sang**. — Je crois devoir donner d'abord une idée générale du merveilleux mécanisme de la vie; montrer comment se font nos digestions et comment il en résulte des sucs nutritifs, qui se transforment en notre sang; comment le cœur lance ce sang dans tout notre corps, où il circule incessamment; comment les molécules organiques s'emparent, sur son passage, de ces matériaux de réparation et d'entretien, et y déposent en échange les matériaux usés et vieillis, les humeurs et les âcretés; comment ce sang, devenu noir et impur, se purifie et se purge de toutes ces impuretés, en traversant un vaste filtre vivant, la muqueuse des intestins; comment, après s'être purifié, le sang se réapprovisionne et retourne au cœur, qui le relance de nouveau dans toutes les parties de notre corps.

I. *Origine du sang.* — *Digestion.* — Les plantes et les arbres puisent dans la terre, à l'aide de leurs racines, les sucs nourriciers dont ils ont besoin pour se développer, pour vivre et pour fructifier.

L'homme, ainsi que tous les animaux, ne trouve pas dans la Nature ses aliments tout prêts à être assimilés : avant d'être absorbés, avant de pouvoir se convertir en sa chair et en ses os, les aliments doivent être modifiés, transformés, dissous et métamorphosés par son appareil digestif en une bouillie molle et pulpeuse, le *chyme*, puis en un liquide nourricier, le *chyle*.

Le *chyle*, résultat définitif de la digestion, ne tarde pas à se transformer lui-même en *sang*, lequel contient *tous* les matériaux nécessaires à l'accroissement et à la nutrition de notre corps, à la restauration de nos forces, à la réparation de nos pertes et de nos dépenses de toutes sortes, et à l'entretien du degré de chaleur dont nous avons besoin.

Alors seulement cette séve animale est absorbée et transportée dans toutes les parties de notre corps, où elle apporte la nourriture, la chaleur et la vie.

L'homme choisit donc dans la Nature les divers aliments qui lui conviennent, et fait subir à la plupart des préparations culinaires préalables, qui ont pour but de les rendre plus appétissants et surtout plus digestibles.

Les aliments portés à la bouche sont broyés par les dents, imprégnés de salive et transformés en une pâtée qui est avalée, ainsi que les boissons; le tout traverse le gosier, descend par un canal membraneux, l'*OEsophage*, jusque dans l'estomac.

L'*Estomac* représente un sac membraneux fermé par deux orifices, l'un d'entrée, le *cardia*, et l'autre de sortie, le *pylore*. Les aliments, une fois le repas fini, y restent un temps variable, selon leur nature; ils y sont digérés par l'action du *suc gastrique*, qui les transforme peu à peu en une bouillie grisâtre, qui est le *chyme*. A mesure que du chyme est formé, le pylore s'entr'ouvre pour le laisser passer dans le *Duodénum*, sorte de second estomac, où se complète la digestion sous l'influence de la *bile* et du *suc pancréatique*.

La *Bile* est sécrétée incessamment par le *Foie*, très-grosse glande située à droite de l'estomac; elle s'amasse en réserve dans la *vésicule du fiel*, et s'écoule après les repas, par les *canaux biliaires*, dans le duodénum, où elle se mélange au *chyme* qui arrive peu à peu de l'estomac. — Le *Suc pancréatique* est un liquide analogue à la salive : secrété par le *Pancréas*, glande allongée située au-dessous et en arrière de l'estomac, il se déverse dans le duodénum, après les repas, par le canal pancréatique.

La digestion, commencée dans l'estomac, s'achève ainsi dans le duodénum. La bouillie jaunâtre qui en résulte parcourt ensuite lentement toute la longueur de l'*Intestin grêle*, qui enroule ses longs replis en une masse qui remplit tout le ventre. L'intérieur de ce long canal est hérissé de villosités dont les pores absorbent les sucs nutritifs de la bouillie alimentaire à mesure que celle-ci passe à leur contact. Ce suc nourricier absorbé, ce *chyle*, se déverse dans le torrent de la circulation sanguine pour réparer nos forces et les dépenses incessantes de notre organisme.

Le résidu de la digestion s'engage ensuite dans le *gros Intestin*, ou *Côlon*, canal deux fois plus gros, mais quatre fois moins long que l'intestin grêle. Le côlon monte d'abord de la hanche droite au flanc droit; puis il passe en travers de droite à gauche, au-dessous de l'estomac; puis il descend du flanc gauche dans la hanche gauche; il pénètre ensuite dans le bassin, où il prend le nom de *Rectum*, en arrière de la vessie chez l'Homme, de la matrice chez la Femme; enfin, il s'ouvre au dehors par l'*Anus*. — Le résidu de la digestion chemine lentement dans le gros intestin, dont les contractions en facilitent la marche; il s'accumule dans le rectum, retenu par la tonicité du *sphincter*, qui ferme l'anus, et en est expulsé plus ou moins régulièrement.

Les arbres se nourrissent en absorbant par le chevelu de leurs racines l'eau et les sucs nourriciers que la terre végétale renferme: cette sève monte dans les racines, puis dans le tronc, et porte la nourriture et la vie à l'arbre tout entier.

La Nature procède d'une façon analogue chez l'homme et tous les animaux.

A chaque repas, nous apportons en nous de l'eau (boissons) et de la terre (aliments) plus ou moins féconde en éléments réparateurs; et, de même que chez les plantes, d'innombrables racines, enveloppant de leur chevelu d'une finesse microscopique l'estomac et les intestins, y sucent et y aspirent l'eau et les sucs nourriciers que nos organes digestifs ont su extraire de cette espèce de terre animale.

Cette eau et ces sucs nourriciers, cette séve animale, c'est le *chyle;* ces innombrables racines qui aspirent ce chyle, ce sont les vaisseaux ou *canaux chylifères.*

Le *chyle,* liquide nourricier provenant de la digestion de chacun de nos repas, est donc aspiré par les canaux chylifères; il monte dans ces canaux, comme la séve dans un arbre, et vient se déverser par un canal unique (le canal thoracique) dans la *Veine-cave,* au moment où celle-ci ramène au cœur le sang qui a circulé dans toutes les parties du corps.

II. *Composition du sang.* — Le sang est un liquide qui sert d'*intermédiaire* entre les aliments et notre corps. Pour que le pain, la viande, les légumes, les fruits, les boissons, etc., dont nous faisons notre nourriture, se transforment en notre corps et deviennent la chair de notre chair et les os de nos os, il faut que ces aliments et ces boissons se transforment préalablement en un *liquide,* le chyle, qui se transforme lui-même en notre sang. Aucun aliment ne peut nous nourrir, si nos organes digestifs ne peuvent pas le *liquéfier*, le métamorphoser en *chyle,* qui lui-même se métamorphose en sang.

Vu au microscope, le sang est formé d'un liquide

incolore et limpide comme de l'eau, liquide dans lequel nagent des milliards de *globules rouges* d'une petitesse microscopique; il y en a plusieurs milliers dans une seule goutte de sang. Ce sont ces globules rouges qui donnent au sang sa couleur, en même temps que sa puissance nutritive et réparatrice, et c'est leur nombre plus ou moins grand qui fait la richesse ou la pauvreté du sang.

Au point de vue chimique, le sang contient *tous* les éléments chimiques, *toutes* les substances que les analyses et les recherches les plus savantes ont pu découvrir dans notre corps.

C'est à cette composition chimique et vitale du sang qu'est due sa propriété de pouvoir nourrir et restaurer notre corps, réparer ses pertes, produire de la chaleur et fournir les matériaux des diverses sécrétions organiques.

Le sang est donc bien réellement de la *chair coulante*, qui représente notre chair, nos os, nos organes, la totalité de notre corps enfin à l'*état liquide*.

III. *Circulation du sang.* — Le *sang*, liquide nourricier intermédiaire entre les aliments et nos tissus organiques, *circule* à travers toutes les parties de notre corps dans un vaste réseau de tuyaux auxquels on donne le nom de *vaisseaux : artères*, *capillaires* et *veines;* il y est mis en mouvement par une double pompe aspirante et foulante, le *cœur*.

Le *Cœur*, n'en déplaise aux Poëtes et aux Amoureux, est tout simplement une merveilleuse machine hydraulique, composée de deux pompes, aspirantes et foulantes toutes les deux, soudées l'une contre l'autre, de manière à former un seul et même tout, un seul organe. Ces deux pompes fonctionnent incessamment, avec une simultanéité et un ensemble parfaits, depuis huit mois avant notre naissance officielle jusqu'à notre mort, à raison de 60 à 70 coups de piston par minute; chaque battement du cœur, chaque pulsation du pouls, correspondent à chacun des coups de piston de cette merveilleuse pompe!

A la portion *foulante* de chacune des deux pompes du cœur est soudé un gros tuyau, une *Artère.* Celle de la pompe *droite* (artère pulmonaire) porte le sang dans les poumons; celle de la pompe *gauche* (artère aorte) porte le sang dans toutes les parties de notre corps. Ces deux grosses artères s'y ramifient comme le tronc d'un arbre, se divisent et se subdivisent en grosses branches, puis en petites branches, puis en rameaux, puis en ramuscules, puis enfin en une sorte de chevelu, les canaux *capillaires.*

Ces nombreuses subdivisions en arrivent en effet à former des tuyaux plus ténus et plus grêles que les cheveux les plus fins: ce sont les *Capillaires.* Tous ces tuyaux capillaires, d'une finesse microscopique, communiquent entre eux et forment une sorte de treillage, de filet, de dentelle à mailles fines, délicates, et tellement petites, qu'on ne peut enfoncer une aiguille dans n'importe quelle partie de notre corps sans déchirer plusieurs capillaires.

Après avoir formé cet immense réseau, à mailles

microscopiques, qui constitue le canevas ou la trame, soit de nos poumons, soit de tout notre corps, les Capillaires s'abouchent les uns aux autres, se réunissent et se soudent ensemble de façon à former de nouveaux tuyaux, de nouveaux vaisseaux, des *Veines*. Ces canaux, dont le calibre grossit peu à peu, forment d'abord des ramuscules, des rameaux, des petites branches, puis des grosses branches, puis enfin deux gros troncs, deux grosses *Veines*, qui viennent se souder à la portion aspirante des deux pompes du cœur. — La *Veine pulmonaire*, qui ramène le sang des poumons, se soude à la portion aspirante de la pompe *gauche*; la *Veine-cave*, qui ramène le sang de tout le reste du corps, ainsi que le *chyle* que lui déversent les canaux *chylifères*, se soude à la portion aspirante de la pompe *droite*.

IV. *Transformations du sang.* — Maintenant que nous connaissons la disposition de l'appareil, suivons le sang dans sa *course circulaire* dans toutes les parties de notre corps. — Supposons le moment où le sang part de la pompe *gauche* du cœur, et voyons le trajet qu'il va parcourir pour revenir à son point de départ.

La pompe *gauche* du cœur lance le sang dans les *Artères*, qui se ramifient dans toutes les parties du corps; le sang circule dans les divisions et subdivisions artérielles, et arrive dans le réseau à mailles fines, microscopiques, constitué par les *Capillaires*, qui forment la trame et le canevas de tous nos tissus et de tous nos organes; il se trouve par cela même en contact immédiat avec les innombrables molécules microscopiques de diverse nature dont l'ensemble constitue notre corps.

Le sang artériel renferme plus de trente substances diverses, qui représentent, par quantités infiniment petites, tous les matériaux nécessaires à l'entretien de notre corps, tous les éléments qui entrent dans sa structure et sa composition.

Eh bien! chacun des *milliards* d'atomes, chacune des innombrables molécules de notre corps, ainsi que le ferait un ouvrier intelligent, prend dans ce sang les matériaux que la Nature y a déposés à son intention, puis les travaille, les modifie et les transforme en sa propre substance. L'os y prend de quoi fabriquer, de quoi faire de l'os ; la chair de quoi faire de la chair ; la peau de quoi faire de la peau ; les cheveux de quoi faire des cheveux; les glandes salivaires de quoi faire de la salive ; le foie de quoi fabriquer de la bile, etc., etc. Et remarquez qu'aucune de ces travailleuses, qu'aucune de ces innombrables molécules ne se trompe, et que l'os ne prend pas ce qui est destiné aux cheveux, ni les cheveux ce qui est destiné à la chair.

Comment cela se fait-il? C'est là le mystère de la vie!

C'est ainsi que notre corps se nourrit, s'entretient, se restaure et répare ses forces.

Mais ce n'est pas tout. — Notre organisme est soumis à un double mouvement, incessant et continu, d'entrée et de sortie, de composition et de décomposition, de recettes et de dépenses, d'assimilation et de désassimilation.

En même temps que les innombrables molécules de notre corps, que les innombrables ouvrières dont je parlais plus haut, puisent dans le sang les matériaux de réparation et d'entretien dont il est chargé, ces ouvrières, ces molécules y jettent, comme les ordures dans la rue ou mieux dans l'égout, les scories, les plâtras, les déchets, les matériaux usés par le mouvement incessant de la vie, les cadavres des molécules et des atomes qui ont vécu dans nos organes et qui y ont fait leur temps.

Telles les générations animales et végétales naissent, croissent, se développent, vivent, vieillissent, meurent, se transforment en poussière, et sont incessamment et journellement remplacées par d'autres qui subissent les mêmes changements successifs et la même destinée.

La machine humaine se détruit sans cesse et sans cesse se renouvelle; la matière qui la constitue est dans un mouvement *perpétuel* de construction et de destruction, de renaissance et de métamorphose. A dix ou quinze ans d'intervalle, presque toutes ses parties ont été renouvelées par le courant journalier des aliments et des boissons qui traverse notre appareil digestif.

Notre corps ne se comporte donc pas autrement que nos maisons, que nos édifices publics, qu'il faut entretenir et restaurer de temps en temps, jusqu'au moment où, comme notre corps, ils s'écroulent et tombent dans la poussière d'où ils étaient sortis... . *Et in pulverem reverteris !*

V. *Purification du sang.* — Le sang qui circule dans tous nos tissus et tous nos organes est donc un véritable pourvoyeur, un messager, qui part à chaque seconde du cœur pour aller distribuer dans tous les coins et recoins de notre corps les matériaux de réparation et d'entretien dont il s'est chargé en partant; il les distribue aux innombrables travailleuses qu'il rencontre sur son chemin, et il revient vers le cœur, rapportant en échange tous les matériaux usés et vieillis, toutes les humeurs et les âcretés de notre corps. Il s'est donc, en route, peu à peu transformé en un sang noirâtre, impur, appauvri et impropre à la vie :

Appauvri, car il a distribué à chacun de nos organes les matériaux dont il s'était chargé pour leur entretien et leur réparation ;

Noir et *impropre à la vie*, car il est maintenant imprégné de gaz carbonique produit par la combustion, gaz impropre à la vie ;

Impur, car il charrie actuellement tous les détritus provenant de la restauration incessante de notre corps.

Il s'agit donc maintenant : — de *purifier* ce sang veineux ; — de le *réapprovisionner* de nouveaux matériaux de réparation et d'entretien ; — de le *vivifier* en l'imprégnant d'oxygène.

1° *Il se purifie* en traversant, comme un filtre, la muqueuse des intestins ; il y est amené par de grosses veines, qui se ramifient dans l'épaisseur des intestins, et y forment un immense réseau à mailles fines et délicates, d'une ténuité incomparable; dans ce réseau, se trouvent répandues et parsemées des milliers de très-petites glandules qui s'emparent des détritus, des saletés, des âcretés, des humeurs que le sang charrie avec lui : toutes ces choses sans nom, elles les séparent du sang et les versent dans les intestins, où tout cela se mélange avec les matières fécales. — Les intestins sont donc un véritable égout collecteur, qui reçoit les immondices de toute nature qui résultent soit de la digestion, soit de la vie organique, et qui les rejette tous les jours au dehors.

2° *Il se réapprovisionne* en recevant les sucs nourriciers que les canaux chylifères absorbent, après chacun de nos repas, dans l'estomac et les intestins.

3° *Il se vivifie* en allant dans les poumons se mettre en contact médiat avec l'air que la respiration fait à tous moments pénétrer dans notre poitrine.

Le sang, après s'être ainsi *purifié*, *réapprovisionne* et *vivifié*, revient au cœur, qui le lance de nouveau dans toutes les parties de notre corps, pour y recommencer cette *course circulaire* incessante, qui ne s'arrête et ne finit qu'avec le dernier battement de notre cœur.

35. Comment on devient maladif. — Nous venons de voir que le sang est bien réellement de la *chair coulante*, et qu'il représente notre chair, nos os et tous nos organes à l'*état liquide*. — Mis en mouvement par les battements du cœur dans un vaste système de canaux ou de petits tubes, qui se ramifient à l'infini dans toutes les parties de notre corps, il y circule incessamment pour distribuer partout les sucs nourriciers dont il est porteur; — les molécules organiques de notre corps s'emparent sur son passage de ces matériaux de réparation et d'entretien, et y déposent en échange les matériaux usés, les âcretés, les humeurs, les détritus de la vie; — le sang est ainsi devenu noirâtre, appauvri et impur : il se purifie de ces humeurs et de ces âcretés en se tamisant et se filtrant à travers les intestins, où il rejette toutes ces saletés comme dans un égout; il se réapprovisionne en recevant par les chylifères les sucs nourriciers que fournissent périodiquement chacun de nos repas; il se vivifie en allant dans notre poitrine se mettre en contact avec l'air du dehors: — enfin le sang revient au cœur, pour recommencer encore et toujours cette course incessante qui ne cesse qu'à notre dernier soupir.

Toutes ces merveilleuses fonctions de la vie organique, dont j'ai donné une idée générale dans le chapitre précédent, s'accomplissent incessamment en nous, pendant toute notre vie, sans que nous nous en doutions, et y entretiennent la santé, la vigueur et la vie.

Mais malheureusement nous troublons souvent, *par notre faute*, cette admirable harmonie qui existe entre les diverses fonctions de notre organisme; oui, *par notre faute:*

En n'observant pas un Régime convenable, en rapport avec notre âge, notre tempérament, nos occupations habituelles et notre genre de vie;

En ne prenant pas un exercice suffisant pour utiliser les matériaux de réparation et d'entretien que des repas trop abondants fournissent en excès à notre organisme;

En alanguissant, par la mollesse de notre vie, la tonicité et la vitalité de nos organes;

En rendant paresseuses, par notre vie trop sédentaire, les fonctions d'assimilation des molécules organiques de notre corps et les fonctions d'épuration des glandules intestinales;

En n'entretenant pas en bon état, par des bains assez fréquents, la texture délicate de notre peau;

En vivant trop renfermés dans nos appartements ou nos bureaux; en ne respirant pas habituellement un air suffisamment pur; en négligeant de sortir le plus possible, pour faire compensation à notre vie renfermée;

En surexcitant outre mesure notre système nerveux par les soucis, les préoccupations et le tracas des affaires;

En portant le trouble dans tout notre organisme par la fièvre des passions et par les ébranlements nerveux qu'elles produisent en nous;..... etc.

Toutes ces fautes, surtout quand elles se renouvellent pendant quelque temps, finissent peu à peu, et sans que nous y prenions garde, par produire leurs fruits : tout cela finit par se payer. La santé s'altère peu à peu : on n'est pas encore malade, mais on ne se porte plus tout à fait bien; on n'a plus la plénitude de ses forces et la belle santé que l'on avait jadis.

La première conséquence de ces fautes, le premier trouble qui survient dans le jeu régulier de nos fonctions organiques, c'est presque toujours un état de langueur et d'atonie de la membrane muqueuse des intestins, qui ne sécrète plus, en quantité suffisante, la matière visqueuse nécessaire au ramollissement des matières fécales, à leur glissement dans le canal intestinal et à leur expulsion quotidienne : de là résulte une Constipation habituelle, ou plus ou moins fréquente. Ces immondices, étant retenues trop longtemps dans notre corps, y fermentent, y déterminent de l'échauffement et un état de malaise général. (Voir page 129.)

Sous l'influence des mêmes causes, les innombrables petites glandules, qui sont disséminées sur toute la longueur de la muqueuse intestinale et qui servent à filtrer et à purifier le sang, finissent elles-mêmes par fonctionner avec moins d'activité et de régularité; leur travail d'épuration et de purification devient de moins en moins complet, leurs sécrétions de moins en moins abondantes. — Il en résulte que toutes les humeurs et toutes les âcretés, que ces petites glandules n'ont pas séparées et extraites du sang, restent dans le sang et en altèrent la pureté et la vitalité.

Quand ce sang, lancé par le cœur dans toutes les parties de notre corps, arrive dans la profondeur de la trame intime de nos tissus, les molécules organiques, qui doivent y puiser des matériaux de réparation et d'entretien, ne sont pas satisfaites d'y retrouver les débris, les détritus, les humeurs et les âcretés qu'elles y avaient déjà déposées précédemment. — Et l'on comprend sans peine qu'il doive survenir à la longue un dérangement, un trouble, une altération dans les fonctions de ces molécules organiques.

Or, puisque ces perturbations se produisent dans *toutes* les parties de notre corps pendant un temps plus ou moins long, il en résultera nécessairement et fatalement, pour les divers appareils organiques et pour l'organisme tout entier, un *état maladif*, un *malaise* général.

Cet état maladif, ce malaise, varie selon les prédispositions inhérentes à chaque personne, à chaque constitution, à chaque tempérament.

Chez les personnes robustes et sanguines, il survient un *Malaise sanguin* qui expose à la gravelle, à la goutte, aux congestions cérébrales, aux rhumes et catarrhes (Voir page 107).

Chez les personnes faibles et délicates, il survient un *Malaise anémique*, qui donne lieu à la chlorose, à un appauvrissement du sang et à un affaiblissement progressif de l'individu qui l'expose, sans défense et sans résistance vitale, à toutes les causes de maladie (page 112).

Chez les personnes nerveuses, il survient un *Malaise nerveux* qui donne naissance aux migraines, aux gastralgies, aux névralgies de toute espèce, en un mot à toutes les maladies nerveuses (Voir page 118).

Chez les personnes bilieuses, il survient un *Malaise bilieux*, et souvent l'engorgement du foie, quelquefois la jaunisse, les débordements de bile, les coliques hépatiques (Voir page 125).

36. **Comment on peut se guérir.** — Nous venons de voir que les divers malaises ou états maladifs, quelle que soit la diversité apparente de leurs causes occasionnelles et surtout de leurs symptômes, ont tous une seule et même origine, un même point de départ, une seule cause première véritable : la *Constipation* et l'*impureté du sang*.

En effet, notre organisme, dont les fonctions ont été troublées par nos infractions incessantes aux lois de l'Hygiène et par un Régime peu convenable, a fini par ne plus pouvoir se débarrasser à lui tout seul des âcretés, des humeurs, des détritus de toute sorte qui altèrent la pureté et la vitalité du sang.

Il en est résulté, ainsi que j'ai essayé de l'expliquer précédemment, un état maladif, un Malaise, qui varie pour chaque tempérament.

Ce Malaise—soit sanguin, soit anémique, soit nerveux, soit bilieux — s'est aggravé peu à peu, et la moindre cause occasionnelle a suffi pour déterminer l'apparition d'une des maladies spéciales à chaque tempérament.

Cette maladie, qui est survenue si facilement, ne se serait pas développée s'il n'y avait pas eu d'abord une *prédisposition*, engendrée par le Malaise préexistant.

Ce Malaise, qui existait déjà et qui s'était développé *par notre faute*, a permis à la maladie de naître et de se développer.

A cela que faut-il faire? Comment peut-on se guérir? Le raisonnement et le simple bon sens l'indiquent : il faut, non pas employer des moyens palliatifs contre les symptômes de la maladie, mais s'attaquer *à la cause* même du mal, c'est-à-dire :

1° Observer les lois de l'Hygiène;

2° Suivre un Régime convenable ;

3° Guérir la Constipation, de façon à aller facilement tous les jours à la garde-robe ;

4° Évacuer les humeurs et les âcretés du sang.

37. **Mon Traitement.** — Les heureux résultats que peut produire un Traitement dépendent presque toujours de la manière dont on le dirige, dont on met en œuvre les éléments qui le constituent. Or, l'expérience m'a appris que l'on ne doit suivre le Traitement dont je viens de poser les bases et dont je vais donner les détails, que par périodes de *dix jours :* après une première période, une première *dizaine*,

on cesse toute espèce de Traitement pendant huit ou quinze jours; puis l'on recommence à se soigner pendant une seconde *dizaine;* puis on cesse tout pendant huit ou quinze jours, et l'on recommence ensuite une troisième *dizaine* de Traitement; etc.

Quand on a affaire à un Malaise peu prononcé, *une* ou *deux dizaines* de Traitement suffisent pour rétablir tout à fait la santé; mais si c'est un état maladif plus grave, une altération plus sérieuse de la santé, il faudra nécessairement *plusieurs dizaines :* cela se comprend aisément. On peut d'ailleurs renouveler ces *dizaines* de Traitement, en les espaçant par des intervalles d'une ou deux semaines de repos, sans le moindre danger et sans qu'il en résulte rien de fâcheux pour l'organisme. — Pendant ces *dix jours* de Traitement, voici ce qu'il faut faire :

1° Tous les jours, — le soir en se couchant, ou le matin en se levant, — prendre une ou deux de mes Dragées, en ayant soin d'observer les règles et les diverses précautions que j'indique à ce sujet, page 154.

2° Tous les matins, en se levant, boire une grande tasse de lait, froid si c'est possible (page 157). — Si l'on croit devoir prendre mes Dragées le matin plutôt que le soir, il faut les prendre immédiatement avant que de boire la tasse de lait.

3° Tous les soirs, en se couchant, immédiatement après avoir pris mes Dragées, — et même à quatre ou cinq heures de l'après-midi, si l'on s'en trouve bien, — boire un grand verre de cette boisson, froide :

Bicarbonate de soude. . . . . . 2 gram.
Nitrate de potasse. . . . . 0,25 centigr.
pour 1 litre d'eau.

Faites préparer cinq paquets semblables par votre Pharmacien, en lui recommandant de bien mélanger les deux poudres. On en verse *un* paquet dans un litre d'eau froide et l'on y ajoute deux morceaux de sucre et un demi-verre de vin blanc.

4° Tous les trois jours, pendant la *dizaine* de Traitement, prendre un grand bain, de quarante-cinq minutes au moins, *pas trop chaud;* y ajouter une demi-livre ou 250 grammes de carbonate de soude (se trouve chez les Pharmaciens et même chez les Épiciers).

Observer les lois de l'Hygiène. — De tous les moyens à employer pour rétablir sa santé, le meilleur et le plus efficace, c'est l'Hygiène : si l'on n'observe pas ses lois, tous les autres moyens seront à peu près inertes, impuissants. C'est pourquoi j'en ai longuement exposé les lois générales (pages 1 à 57).

Je ne saurais trop conseiller de les observer *toutes* le mieux possible; toutes sont utiles, mais l'exercice est surtout *indispensable*, car sans exercice toutes les fonctions languissent, l'économie s'affaiblit et s'énerve, et il est impossible de recouvrer la santé.

Suivre un Régime convenable. — Soyez bien certain, cher lecteur, que ce n'est pas seulement à l'aide de mes Dragées, d'eaux rafraîchissantes, de bains, que vous vous guérirez : ces moyens ont leur valeur, mais ils seraient impuissants s'ils n'étaient pas secondés par un Régime convenable. C'est pourquoi j'en ai longuement exposé les règles principales (pages 58 à 104). Un bon régime, une manière de vivre conforme à l'état des organes digestifs, c'est là le véritable moyen de régulariser les fonctions intestinales et de se bien porter; car c'est là un modificateur de tous les jours et dont l'action est incessante, puisqu'elle est journellement renouvelée; ses effets ne sont pas immédiatement appréciables, comme ceux de mes Dragées, mais ils n'en sont pas moins réels.

38. **Mes Dragées**. — Elles sont tout à la fois *purgatives* et *dépuratives :* elles jouissent de la double propriété de faciliter et de régulariser les garde-robes, et de purifier le sang des humeurs et des âcretés qui en altèrent la pureté et la vitalité.

I. *Leur composition.* — Mes Dragées contiennent deux espèces de substances : — 1° un extrait des substances végétales les plus employées en Médecine pour purifier les âcretés du sang, extrait connu sous le nom de *hiera-picra ;* — 2° de *podophyllène,* qui est la partie active et essentielle de mes Dragées : c'est une substance végétale nouvelle, peu connue encore en Europe, mais fort employée depuis quelque temps en Amérique comme *purgative* et *dépurative;* elle est extraite de la racine d'une plante que les Botanistes ont nommée *podophyllum.*

Voici la formule de mes Dragées :

Hiera-picra, 0,75 centigr.
Podophyllène, 0,50 centigr.
F. s. a. 25 dragées.

Mes Dragées sont blanches, analogues aux bonbons ou anis des confiseurs ; loin d'avoir une saveur amère et désagréable comme toutes les drogues purgatives, elles ont, au contraire, une saveur sucrée qui permet, même aux Enfants, de les prendre sans répugnance.

II. *Manière de s'en servir.* — Ce qui caractérise essentiellement mes Dragées, c'est que l'on peut en faire usage sans se mettre à la diète, sans prendre ni bouillon ni tisane, sans aucune préparation, sans rien changer ni à son régime habituel ni à ses occupations ; on peut même les prendre en voyageant. On les prend le soir en se couchant, ou bien le matin en se levant.

Mes Dragées étant non-seulement *purgatives*, mais surtout *dépuratives*, il faut faire en sorte d'en faire pénétrer sûrement et facilement les principes dépuratifs dans la masse même du sang. Or, pour cela, le moyen le plus sûr est de les prendre alors que la digestion est finie, c'est-à-dire *trois* heures après les repas. De cette façon, mes Dragées *sont digérées comme les aliments*, leurs principes dépuratifs et purgatifs sont absorbés et se mélangent sûrement et facilement avec le sang.

La manière la plus commode de prendre mes Dragées, c'est de les avaler dans une cuillerée de confitures, ou bien avec une gorgée d'eau ou de vin. Il faut avoir soin de ne pas les écraser avec les dents : il en résulterait, au lieu de leur goût sucré quand elles sont avalées entières, une saveur désagréable.

III. *Doses.* — Ainsi que l'on peut en juger par leur composition, chacune de mes Dragées contient une *très-faible* dose de médicament : j'ai voulu, en rendant chaque Dragée ou chaque dose aussi faible que possible, laisser à chacun la facilité de prendre la dose qu'il voudra, et de pouvoir ainsi proportionner le nombre des Dragées à son âge, à son tempérament, à son état de santé, à l'impressionnabilité de son organisme.

On commence par *une* Dragée : si les effets ne sont pas satisfaisants, si elle ne produit pas au moins deux selles ou garde-robes, on en prend *deux :* si ce n'est pas suffisant, on en prend *trois;* on peut même, sans aucun inconvénient, en prendre *quatre.* Mais, quel que soit le nombre de Dragées que l'on prenne, il faut les prendre coup sur coup au même moment.

Il ne faut en prendre qu'une seule fois par jour, jamais deux fois.

Les Enfants de trois à huit ans commenceront par *une demi*-Dragée : on prend une Dragée entre le pouce et l'index et on l'appuie ainsi sur une table : passant alors un couteau entre les deux doigts, on appuie la lame sur le milieu de la Dragée, et on la partage aisément en deux morceaux égaux.

IV. *A quelles heures les prend-on ?* — L'effet purgatif des Dragées se produit six à huit heures après les avoir prises, quelquefois plus tôt, quelquefois plus tard, ce qui dépend de l'âge, du tempérament et des dispositions journalières : il ne se produit que dix, douze ou quinze heures après, si on les prend le soir, parce que pendant le sommeil il y a un ralentissement de toutes les fonctions organiques. On peut donc prendre mes Dragées : soit en se couchant, soit en se levant; cela dépend de l'heure à laquelle on désire que les effets se produisent. D'ailleurs on peut changer le moment de les prendre aussi souvent qu'on le veut : c'est, pour chacun, une affaire d'expérience personnelle.

V. *Lait froid.* — Toutes les fois que l'on fait usage de mes Dragées, *il est indispensable* de prendre chaque matin une *grande* tasse de lait, à la place du café au lait, ou du chocolat, ou de la soupe, qui constituent pour quelques personnes un premier déjeuner.

Il est préférable de prendre le lait *froid*, car ainsi il agit bien mieux et se digère bien plus facilement : cependant, s'il survenait des coliques, on pourrait le prendre *très-chaud* (jamais tiède), et alors un peu salé ou sucré, selon les goûts.

Il faut le prendre *pur* : cependant, s'il était mal digéré, on pourrait le couper avec moitié d'eau froide, ou bien moitié d'infusion très-chaude de thé léger ou de tilleul; ou bien y émietter un peu de brioche, ou de pâtisserie légère, ou de pain. Il ne faut jamais y ajouter ni café, ni chocolat.

Le lait est une boisson naturelle, essentiellement rafraîchissante et calmante, qui complète heureusement les bons effets de mes Dragées, et que les Médecins américains ordonnent à tous ceux qui font usage de la Podophyllène.

VI. *Comment agissent-elles?* — Mes Dragées sont composées de substances extraites de plantes dépuratives et de plantes purgatives : comme on les prend au moment où l'estomac est vide, *elles sont digérées comme les aliments* ; leurs principes dépuratifs et purgatifs sont ainsi absorbés et se mélangent sûrement avec le sang. Mélangés au sang, les principes dépuratifs en modifient et en corrigent les âcretés : les principes purgatifs stimulent la vitalité des innombrables petites glandules qui tapissent toute la longueur de la muqueuse des intestins et augmentent ainsi la sécrétion de ces organes épurateurs. Cette stimulation des petites glandules intestinales, cette augmentation de sécrétion, ne s'accompagne *jamais* d'irritation, ainsi que cela a lieu pour les purgatifs à grands lavages (Eaux minérales purgatives, sulfate de soude ou de magnésie pris avec du bouillon aux herbes), qui agissent en irritant directement et en congestionnant la muqueuse intestinale. Aussi peut-on continuer l'usage de mes Dragées pendant dix jours consécutifs, sans éprouver ni lassitude ni échauffement. Si l'on éprouve quelques coliques, quelques malaises, cela est dû, non pas aux Dragées elles-mêmes, mais aux humeurs et aux âcretés qui sont sécrétées en plus grande quantité et dont le contact irritant provoque des efforts d'expulsion : de là du malaise et des coliques. D'ailleurs, la preuve que ce ne sont pas les Dragées qui en sont la cause, c'est qu'en en prenant de nouveau, on ne tarde pas à voir cesser les coliques et le malaise, à mesure que les humeurs et les âcretés sont expulsées.

VII. *Ne pas prendre d'autre médicament en même temps que mes Dragées.*— Je recommande instamment aux personnes qui font usage de mes Dragées de ne prendre *aucun* autre médicament pendant les dix jours qu'elles suivent mon Traitement, et surtout aucune pilule, pâte, ou sirop de nature *narcotique* ou *calmante :* il pourrait en résulter des malaises, dus au mélange de principes antipathiques, incompatibles.

VIII. *Éviter le froid.* — Pendant les dix jours qui constituent mon Traitement, il faut éviter le froid, se bien vêtir, se tenir chaudement, afin que le refroidissement ne produise pas de perturbation dans l'acte dépuratif et purgatif qui s'accomplit dans l'épaisseur de la muqueuse des intestins. Si c'est pendant l'hiver que l'on suit mon Traitement et que l'on soit par sa profession exposé au froid, on fera bien de s'envelopper le ventre d'une ceinture de flanelle ou de laine pendant les dix jours du Traitement. Si le froid est très-rigoureux, on attendra que le temps s'adoucisse un peu pour faire sa *dizaine* de Traitement.

IX. *S'il survient des coliques.* — Je l'ai déjà dit et je le répète : s'il survient par hasard des coliques et un peu de malaise, cela ne dépend pas des Dragées, puisque celles-ci sont digérées comme les aliments et leurs principes actifs absorbés et mêlés au sang; les coliques, et le malaise qui les accompagne, sont dus à l'afflux dans les intestins d'une certaine quantité d'âcretés du sang et d'humeurs : leur contact irritant occasionne de l'échauffement, une sensation de chaleur intérieure et des efforts d'expulsion qui provoquent les coliques. Il ne faut pas s'en inquiéter: au contraire, c'est bon signe, car cela prouve que les Dragées agissent et activent la sécrétion des glandules intestinales et l'élimination d'âcretés et d'humeurs. Il suffira de prendre de nouvelles Dragées pour faciliter l'évacuation de ces humeurs. — Pour le moment, on pourra prendre une ou deux tasses de thé, ou de camomille, ou de tilleul, *très-chaudes*. En outre, on se tiendra le ventre chaud, pour prévenir un refroidissement qui pourrait troubler l'acte dépuratif qui s'accomplit dans les intestins.

X. *Pour les Enfants.* — Il est souvent nécessaire de purger les Enfants ; ils supportent d'ailleurs les purgations plus facilement qu'on ne le pense généralement et ils s'en trouvent toujours très-bien.

Chacune de mes Dragées contient une *très-faible* dose de médicament, de substance active. On peut donc, sans le moindre inconvénient et sans rien craindre, en faire prendre aux jeunes Enfants, même quand ils n'ont que trois ou quatre ans. Si l'on a quelque crainte, quelque appréhension, on peut, au lieu d'en donner *une entière*, n'en donner qu'*une moitié*. Dans ce cas, ainsi que je l'ai déjà dit, on prend une Dragée entre le pouce et l'index, et on l'appuie ainsi sur la table; passant alors un couteau entre les deux doigts, on appuie la lame sur le milieu de la Dragée et on la partage ainsi très-facilement en deux morceaux égaux, en deux moitiés. On fait prendre à l'Enfant cette *demi-Dragée* dans une cuillerée de soupe ou de confiture, et il l'avale sans se douter qu'il prend une purgation.

On répète deux ou trois jours de suite cette petite purgation, en ayant soin de lui faire boire chaque jour, quand les effets sont produits, une grande tasse de lait, *froid* si c'est possible, ou bien *très-chaud* et alors sucré. On fera bien de lui donner, après les deux ou trois jours de purgation, un ou deux lavements émollients.

XI. *Pour les Femmes.*—Il est quelques conseils que je crois utile de leur donner.

Pendant les règles, il ne faut pas prendre de mes Dragées, afin de ne pas déranger l'afflux de sang qui se porte périodiquement vers l'utérus. — Comme les femmes connaissent toujours à peu près l'époque où leurs règles doivent venir, elles doivent cesser l'usage de mes Dragées quatre ou cinq jours avant leur apparition, et surtout ne pas en prendre pendant toute leur durée. Elles peuvent recommencer trois ou quatre jours après que tout a cessé.

Pendant la grossesse, il n'y a aucun inconvénient de faire usage de mes Dragées. La femme enceinte a besoin, plus que toute autre, de se bien porter, de faciliter et de régulariser ses garde-robes, et d'évacuer les humeurs et les âcretés qui peuvent troubler la pureté et la vitalité de son sang; il faut que son Enfant, qui vit de son sang, reçoive un sang pur, sain et vivifiant. — Seulement, quelques conseils :

Les principales recommandations à faire à la Mère, c'est : — 1° de faire un usage *modéré* des Dragées, *une seulement;* — 2° de prendre *tous les matins* une grande tasse de lait; — 3° deux ou trois fois par semaine, un *petit* lavement d'eau de guimauve tiède, coupé avec moitié lait; elle le gardera *le plus longtemps possible*, et, pour cela, restera assise pendant quelque temps.

Si elle nourrit son enfant, il faut absolument que la femme entretienne sa santé dans le meilleur état possible : puisque son lait provient de son sang, et que c'est ce lait qui va pourvoir au développement de l'Enfant, il faut que son sang soit purifié de toute humeur et de toute âcreté, afin que son lait ne soit pas échauffé, mais soit sain, pur et vivifiant. — La Femme qui nourrit devra donc suivre les mêmes règles de conduite que je viens d'indiquer pour la Femme qui est enceinte.

XII. *Prix de mes dragées.* — Mes Dragées sont préparées, d'après la formule que j'ai indiquée précédemment, par M. Koch, Pharmacien, 44, rue Richelieu, à Paris. On peut se les procurer chez lui et dans toutes les Pharmacies de Paris, de la Province et de l'Étranger.

Le prix de la boîte, qui contient vingt-cinq Dragées et une note explicative, est de 3 fr.

Cette boîte de Dragées est envoyée franco par la Poste, par retour du courrier, à toute personne qui en fait la demande par lettre contenant 3 fr. en timbres-poste de 25 cent., ou bien un mandat de 3 fr. sur la Poste.

Docteur **J. C. GUÉRIN**,
Rue de Valois, 17, Palais-Royal,
PARIS.

TABLE DES MATIÈRES

Pages

Réflexions préliminaires 1

HYGIÈNE.

1. **L'Air** 6
2. **La Campagne** 8
3. **Excursions** 10
4. **Exercice** 12
5. **Exercices divers** 15
   Gymnastique. 15
   Équitation. 16
   Natation 16
   Chasse. 17
   Jardinage 18
   Billard. 19
6. **Habitation** 19

Pages

7. **Sommeil** 20
8. **Propreté** 22
Bains 22
9. **Refroidissement** 24
Flanelle. 25
10. **Hydrothérapie** 26
11. **Bains de mer**. 28
Air marin. 29
Bain de mer. 30
12. **Une saison aux Eaux** 32
13. **Hygiène des saisons** 36
14. **Hygiène des gens sédentaires** 39
15. **Hygiène des femmes** 40
La jeune fille. 40
La mère 44
Age critique 49
16. **Hygiène des personnes âgées** 54

RÉGIME.

17. **Cornaro** 59
18. **Repas** 63
Régularité. 63
Intervalle entre les repas. 63
Distribution des repas. 64
Quantité des aliments. 65
Quantité des boissons. 66
Mastication 66
19. **Boissons** 67
Eau. 67
Vins. 68
Liqueurs 69
Thé. 70
Café. 71
20. **Laitage, beurre, œufs** 72
Lait. 72
Fromages. 73
Œufs 75

Pages

21. **Potages** 76
Bouillon 76
Bouillon instantané. 76
Potages. 77

22. **Viandes** 78
Viande de boucherie 79
Volaille. 80
Gibier. 81

23. **Poissons, Coquillages**. 82

24. **Légumes**. 83
Légumes farineux frais. 84
Parmentière. 85
Légumes farineux secs 86
Légumes mucilagineux. 87
Champignons, truffes. 87
Légumes herbacés 88

25. **Fruits**. 89
Fruits acidules 90
Fruits sucrés. 92

26. **Pain, Pâtisserie**. 93
Pain. 93
Pâtisseries diverses. 94

27. **Préparation des aliments** 95
Art culinaire. 95
Préparation des viandes 96
Préparation des poissons. 97
Préparation des légumes. 98
Préparation des fruits. 100
Assaisonnements. 102

28. **Demi-diète** 104

MALAISES DIVERS.

29. **Malaise sanguin** 107
30. **Malaise anémique** 112
31. **Malaise nerveux**. 118
32. **Malaise bilieux** 125
33. **Constipation** 129

COMMENT ON PEUT RÉTABLIR SA SANTÉ.

Pages

34. **Le Sang** 134
Origine du sang. Digestion. 135
Composition du sang 138
Circulation du sang. 139
Transformations du sang. 141
Purification du sang 144

35. **Comment on devient maladif** 146

36. **Comment on peut se guérir** 150

37. **Mon Traitement**. 151

38. **Mes Dragées** 154
Leur composition 154
Manière de s'en servir. 155
Doses 156
A quelles heures les prend-on? 157
Lait froid. 157
Comment agissent-elles? 158
Ne pas prendre d'autres médicaments. 159
Éviter le froid 159
S'il survient des coliques. 160
Pour les enfants. 160
Pour les femmes. 161
Prix de mes dragées. 163

436 — Paris, imprimerie Jouaust, 338, rue Saint-Honoré.

OUVRAGE DU MÊME AUTEUR

SURDITÉ

BRUITS DANS LES OREILL[illegible]

Guide détaillé pour leur Traitement

1 volume : 2 fr.

7,400 Malades depuis 15 ans

Doct^r GUÉRIN, rue de Valois, 17, Paris

Paris, impr. Jouaust, [illegible], rue Saint-Honoré.

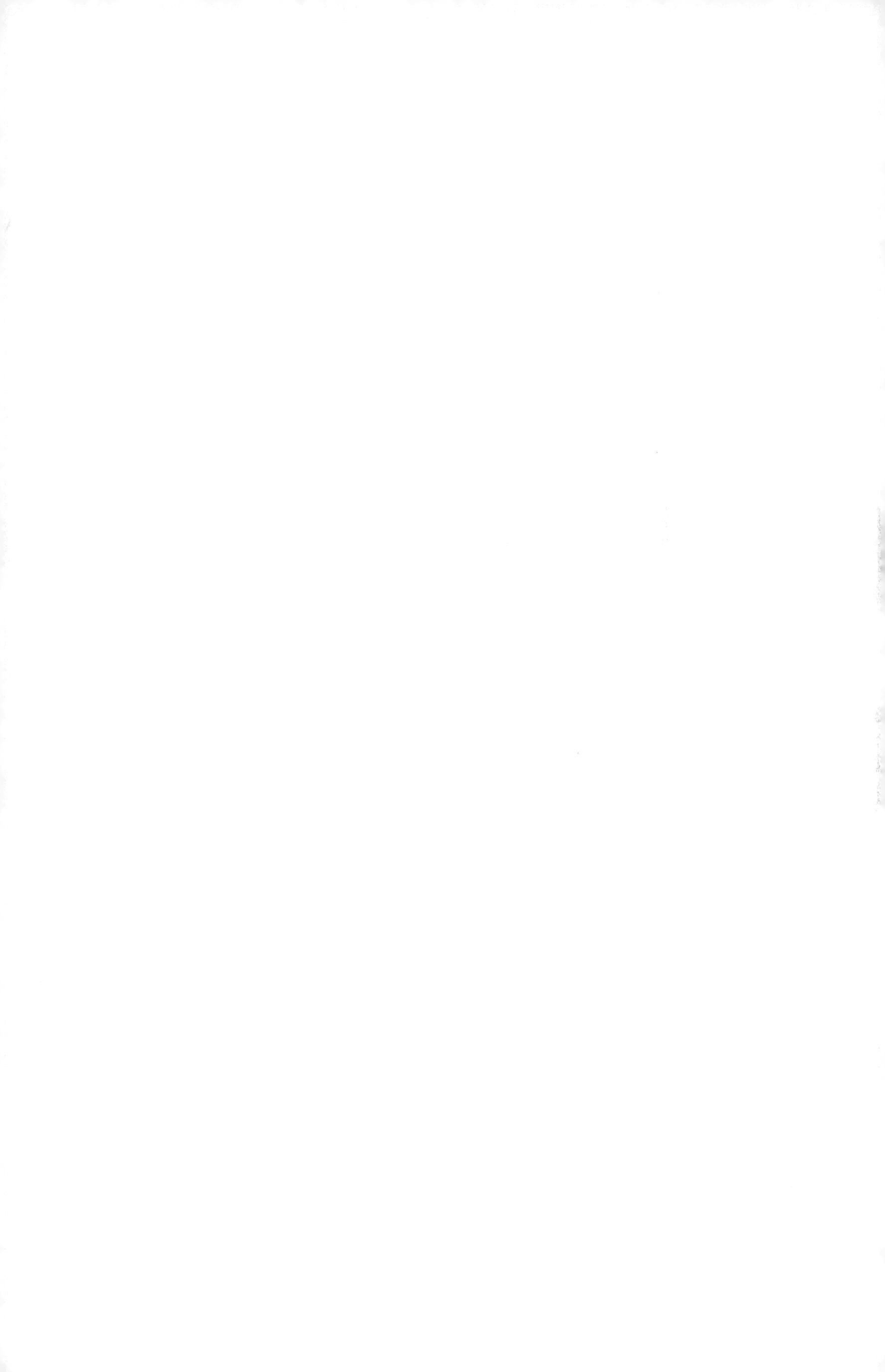

www.ingramcontent.com/pod-product-compliance
Ingram Content Group UK Ltd.
Pitfield, Milton Keynes, MK11 3LW, UK
UKHW012218240726
13966UKWH00003B/832